AF610354

FERRET 1975

[illegible] D'ANATOMIE [illegible]

MANUEL TECHNIQUE DE DISSECTION

PRÉPARATION EXTEMPORANÉE

DES

GRANDES ARTICULATIONS

DES MEMBRES

PAR

Le Dr L. JULIÉ

Avec 6 Figures dans le texte et 14 Planches hors texte.

LYON

A. REY, IMPRIMEUR-ÉDITEUR DE L'UNIVERSITÉ

4, RUE GENTIL, 4

1899

MANUEL TECHNIQUE DE DISSECTION

PRÉPARATION EXTEMPORANÉE

DES

GRANDES ARTICULATIONS

DES MEMBRES

TRAVAUX DU LABORATOIRE D'ANATOMIE DE LA FACULTÉ DE MÉDECINE DE LYON

MANUEL TECHNIQUE DE DISSECTION

PRÉPARATION EXTEMPORANÉE DES GRANDES ARTICULATIONS DES MEMBRES

PAR

Le Dr L. JULIÉ

Avec 6 Figures dans le texte et 14 Planches hors texte.

LYON
A. REY, IMPRIMEUR-ÉDITEUR DE L'UNIVERSITÉ
4, RUE GENTIL, 4
1899

TECHNIQUE ANATOMIQUE:

PRÉPARATION EXTEMPORANÉE

DES

GRANDES ARTICULATIONS

PRÉFACE

Frappé dès le début de nos études médicales par les difficultés réelles que présentait pour l'étudiant en médecine l'étude pratique de l'anatomie, nous nous sommes efforcé de rechercher les procédés techniques de dissection rapides et sûrs, en économisant toutefois les sujets et le temps, les uns étant rares, l'autre limité généralement. Aussi avions-nous depuis longtemps l'intention de faire un travail sur un chapitre de cette technique anatomique si intéressante et si utile. Malheureusement, elle est difficile à établir sur des bases précises ; elle nécessite de longues recherches, de pénibles travaux et une autorité que notre peu d'expérience ne nous permettait pas d'avoir.

Cependant, la possibilité d'entreprendre ces recherches et ces travaux, cette autorité qui nous manquait, nous les avons trouvées dans le laboratoire d'anatomie de la Faculté de Lyon, où nous avons disséqué et vu disséquer un grand nombre d'articulations, auprès de M. le professeur Testut, que nous devons ici remercier hautement pour les conseils qu'il nous a prodigués pendant trois ans, avec sa compétence reconnue et une bienveillance inaltérable.

Nous n'avons pas la prétention de n'écrire que du nouveau, car nous avons parfois consulté avec fruit certains ouvrages déjà anciens tels que : le *Manuel d'anatomie*, de Marjolin, 1815; le *Nouveau manuel de l'Anatomie*, de A. Lauth, 1835; le *Manuel de l'Anatomiste*, de MM. Morel et Duval, 1883.

Beaucoup des procédés techniques indiqués dans notre travail sont connus depuis longtemps et employés dans les laboratoires, ceux de la Faculté de Lyon notamment, par les prosecteurs et les aides d'anatomie qui se les transmettent les uns aux autres. Dans ces cas, nous avons cherché seulement à établir sur des bases fixes, contrôlées par une expérimentation rigoureuse, des procédés qui n'avaient pour eux que la force de l'habitude.

Nous espérons ainsi venir en aide aux étudiants, en les mettant à même de préparer facilement et presque du premier coup les principales articulations des membres, celles qui sont plus spécialement données dans les examens ou les concours.

Voici le plan que nous avons cru devoir adopter :

Dans un premier chapitre nous étudierons la technique de la préparation d'une articulation en général, les instruments nécessaires à cette préparation, l'injection de la synoviale articulaire ; nous terminerons par quelques conseils sur la dissection de l'article.

Dans les six chapitres suivants, nous prendrons à part les grandes articulations des membres : l'épaule, le coude, le poignet, la hanche, le genou et le cou-de-pied. Pour chacune de ces articulations, nous indiquerons comment on doit séparer la pièce à disséquer du sujet entier, et chaque chapitre sera divisé en trois parties : la première traitant de l'injection, la deuxième donnant un résumé anatomique, et la troisième le mode conseillé de dissection.

Dans un dernier chapitre ou appendice, nous montrerons en quelques mots la façon de présenter élégamment une pièce disséquée.

Avant de préparer une articulation, il nous paraît indispensable de bien connaître l'ostéologie. Il faut posséder complètement dans les yeux et dans les doigts, la forme, les cavités et les apophyses des deux os en contact, savoir assez de myologie pour connaître le nom des muscles que l'on rencontre et leurs insertions, sinon leurs rapports. On évite ainsi une faute commune aux débutants qui ont peur de couper dans les tissus péri-articulaires, alors qu'une épaisseur de plusieurs centimètres les sépare de la synoviale ou des ligaments. Ils conservent ainsi des tissus inutiles, et quand ils croient avoir fini leur préparation, ils l'ont à peine commencée.

CHAPITRE PREMIER

PRÉPARATION D'UNE ARTICULATION EN GÉNÉRAL

Préparer une articulation, c'est enlever par la dissection toutes les parties molles qui l'entourent, de façon à découvrir très nettement :

1° La *capsule articulaire*, tapissée intérieurement par la synoviale qui vient faire saillie en certains points, renforcée par des épaississements qui sont les *ligaments* de l'article ;

2° Les *tendons des muscles moteurs* insérés sur les os en contact.

Certains artifices dans la technique permettent de dégager plus facilement ces différentes parties. C'est ainsi que la dissection est plus commode si l'articulation est séparée du sujet entier et fixée ensuite par des moyens divers, un étau par exemple. Aussi indiquerons-nous pour chaque article la manière de séparer la pièce à disséquer.

De plus, en injectant dans l'intérieur de l'article une matière capable de se durcir, on met en évidence, en les distendant, les culs-de-sac de la synoviale, la capsule articulaire et les ligaments qui la renforcent, ce qui en facilite le dégagement et évite les fausses routes. D'ailleurs, une préparation bien injectée présente un meilleur aspect.

L'injection d'une articulation étant donc chose importante, nous commencerons par en donner la technique générale après avoir, au préalable, indiqué les instruments qui sont ou doivent être employés.

§ 1. — Instrumentation

Pour faire pénétrer la masse à injection dans l'intérieur de l'article, il faut pratiquer, à travers l'un des os qui en font partie, un canal venant déboucher dans la synoviale, puis injecter dans l'articulation une matière facilement solidifiable.

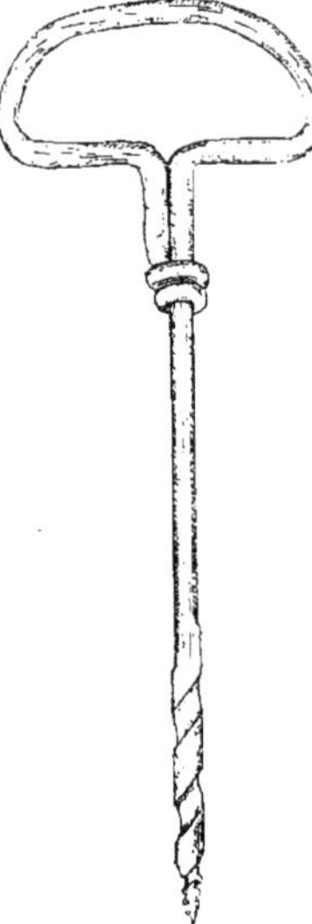

Fig. 1. — Vrille pour creuser le canal osseux. (1/2 grandeur.)

a) C'est une *vrille* ou percerette des menuisiers qui sert à creuser le canal osseux. Elle ne doit être ni trop grosse, ni trop petite, car elle serait également défectueuse dans les deux cas. Après de nombreux essais, nous avons adopté une vrille de 16 centimètres de long et de 5 millimètres un quart de diamètre, qui peut être employée indistinctement pour toutes les articulations, y compris celle du poignet qui semblerait cependant exiger un plus petit modèle, *b)* Le propulseur de la matière à injecter se compose de deux parties : une *seringue*, munie d'un embout à robinet à son extrémité inférieure, et une *canule* vissée également, à son extrémité supérieure, sur un embout à robinet dans lequel doit pénétrer à frottement dur l'embout de la seringue.

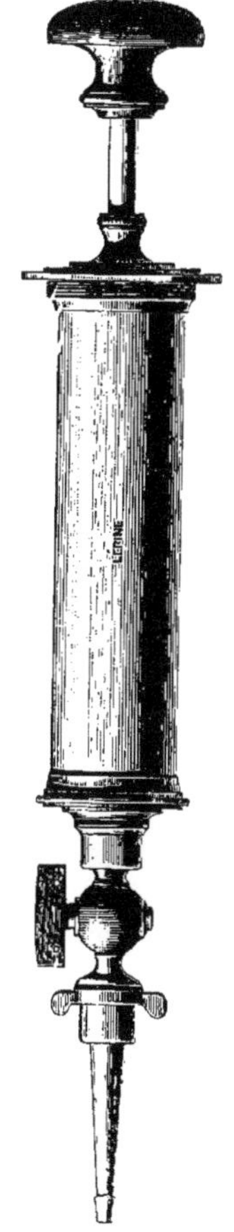

Fig. 2 — Seringue à injections. (1/3 grandeur.)

La *seringue* ne présente rien de particulier. C'est le modèle employé couramment dans les pavillons de dissection, mais elle doit pouvoir contenir plus de 100 centimètres cubes. Parfois, en effet, la capacité de la synoviale articulaire du genou atteint ce chiffre et, si la seringue n'était pas bien pleine, on risquerait d'injecter de l'air. Le modèle dont nous nous servons contient même 200 centimètres cubes, afin que le suif chaud y soit toujours en excès et y reste plus longtemps liquide en raison de sa plus grande masse.

La *canule*, munie de son embout à robinet, est peut-être l'instrument capital, car c'est elle qui souvent cause les plus grands mécomptes dans les injections articulaires. Elle doit boucher hermétiquement le canal osseux pour empêcher le suif de s'échapper entre elle et ce canal pendant que l'on pousse l'injection.

Les canules, mises à la disposition des étudiants dans

les Facultés de médecine sont des canules à injections artérielles, très défectueuses pour les injections articulaires.

Le modèle C présente, à son extrémité inférieure, un épaississement à rebord destiné à maintenir le lien qui enserre autour d'elle l'artère à injecter. Ce rebord ne

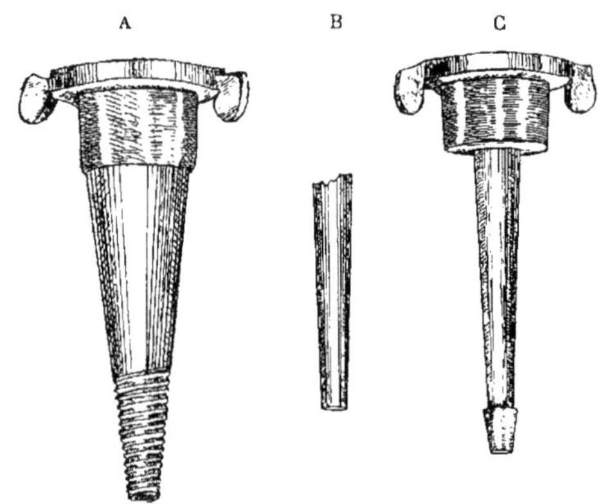

Fig. 3. — C, canule à injections artérielles. — B, la même, après suppression du bout. — A, canule modifiée spécialement pour les injections articulaires.

permet pas de fixer solidement la canule dans l'os et cause ainsi des fuites fréquentes de suif pendant l'injection. Le modèle B se trouve quelquefois dans les pavillons de dissection, mais accidentellement. C'est la canule C dont l'extrémité libre a été usée ou cassée. Elle est d'un usage plus commode et doit être préférée.

Cependant nous avons eu quelques accidents causés par le glissement de cette canule qui dérape ; d'autres fois, les os étant peu durs, la canule, presque cylindrique, pénètre trop profondément et vient se coiffer du deuxième os de l'article, ce qui empêche le suif de pénétrer dans la synoviale.

Pour obvier à ces inconvénients, nous avons fait construire par Lépine de Lyon une canule d'un modèle spécial pour les injections articulaires, mais pouvant servir aussi bien aux injections artérielles. Cette canule (A) est plus conique que le modèle C et son extrémité libre porte un pas de vis à spirale assez grosse. Elle a le double avantage de se visser dans l'os sans pouvoir en déraper et de n'y pénétrer que d'une faible quantité, de par sa forme conique, sans risque par conséquent d'aller rencontrer le deuxième os, accident qui serait dénoncé par l'immobilisation des deux épiphyses l'une par rapport à l'autre.

Nous ferons remarquer que ce modèle de canule peut aussi parfaitement servir aux injections artérielles, les liens se serrant facilement et solidement sur son pas de vis.

c) Comme *masse à injection*, on emploie du suif fondu par la chaleur parce que sa solidification est rapide. On peut colorer ce suif de diverses façons pour lui permettre de trancher par sa couleur sur les tissus voisins : en *noir* en y mélangeant du noir de fumée ; en *rouge* avec du minium ou du vermillon ; en *bleu* avec du bleu de Prusse, ou même en *violet foncé*, comme nous l'avons fait dans nos préparations, avec un mélange inégal de bleu et de vermillon.

Il est bon que le suif ne soit pas trop chaud au moment de son emploi, car la seringue en cuivre est bonne conductrice de la chaleur et l'on peut être cruellement brûlé même à travers des linges. D'ailleurs pendant les diverses manipulations, quelques gouttes de suif peuvent tomber sur les mains de l'opérateur et lui causer des brûlures désagréables sinon dangereuses.

Pour effectuer facilement l'injection, on doit pouvoir tenir à la main la seringue chargée de suif, c'est-à-dire supporter une température de 40 à 45 degrés. Le suif est bon à employer dès qu'il commence à chanter dans le récipient où on le chauffe et avant qu'il ne répande des vapeurs blanchâtres à odeur désagréable.

§ 2. — Manuel opératoire de l'injection

Nous allons indiquer ici la technique générale de l'injection en prenant par exemple une articulation schématique, nous réservant de donner des détails plus précis dans l'étude de chaque articulation.

Pour creuser le canal osseux qui doit conduire dans l'article, il faut déterminer exactement le point d'attaque ; puis, saisissant la vrille sur laquelle on appuie fortement, on la dirige suivant les indications qui seront données pour chaque cas particulier et on la fait pénétrer en tournant de gauche à droite. Dès que la vrille se rapproche de la cavité articulaire, on s'assure, à chaque tour, si les épiphyses sont mobiles en essayant de faire jouer la charnière. On sent d'abord un léger frottement, puis une certaine résistance, enfin l'articulation est complètement immobilisée parce que la pointe de l'instrument fixe les deux os. On fait encore un ou deux tours de plus pour assurer une voie plus large et l'on retire la vrille en la tournant de droite à gauche, c'est-à-dire en sens inverse du pas de vis. Il est indispensable de passer dans le canal une sonde cannelée pour ramener les débris osseux laissés par la vrille. Si ces débris sont mouillés de synovie, on a une plus grande certitude d'avoir bien pénétré dans l'articulation.

Prenons maintenant la canule A, assurons-nous qu'elle est perméable après avoir ouvert son robinet et vissons-la à la place de la vrille, en appuyant fortement si l'os est dur. Bientôt la canule est solidement fixée pour l'injection. Cependant il est bon de s'assurer encore, avec une sonde cannelée qu'aucun débris ne bouche la canule ou le canal osseux. On peut vérifier cette perméabilité en injectant doucement de l'air dans l'articulation avec la seringue vide. Si la capsule se gonfle, rien n'empêchera l'injection. Nous ne conseillons pas ce procédé, car il ne faut pas oublier d'aspirer ensuite, et à plusieurs reprises, l'air injecté, si l'on veut que la synoviale se laisse distendre partout avec du suif et non avec de l'air.

Passons au remplissage de la seringue, après nous être assuré que son piston est mobile dans le corps de pompe. Il arrive en effet que dans une seringue mal nettoyée, le piston est collé et immobilisé par le suif solidifié. Dans ce cas, il suffit de maintenir un instant l'instrument dans de l'eau très chaude ou de le chauffer légèrement à la flamme du gaz pour rendre au piston sa mobilité normale. Cela fait, remplissons la seringue par aspiration, en plongeant son embout ouvert dans le suif fondu, mais vidons-la immédiatement pour la remplir encore et ainsi trois ou quatre fois jusqu'à ce que le corps de pompe ait pris la température du suif et puisse maintenir ensuite ce dernier plus longtemps liquide. Enfin aspirons une dernière fois lentement et sans secousses. Si le fonctionnement du piston n'est pas parfait, pour éviter d'introduire de l'air dans l'articulation, il faut relever le bout de la seringue, pousser le piston par petits coups jusqu'à faire écouler un peu de suif, enfin aspirer une nouvelle quantité de liquide. On ferme alors le robinet et l'on introduit le bout de la seringue dans l'embout de la canule plantée dans l'os, en les faisant entrer à force l'un dans l'autre par des mouvements de rotation alternatifs de gauche à droite et de droite à gauche.

Après avoir ouvert le robinet de la seringue, on saisit la canule dans la paume de la main gauche garantie par des linges ; on appuie doucement, lentement et sans secousses sur le piston en exerçant sur la canule une force de résistance égale à la poussée de la main droite. Il faut éviter, en effet, de presser l'articulation à injecter qui doit rester absolument libre au bout de la canule. On voit l'article prendre sa position de plus grande capacité à mesure que la synoviale se remplit sous l'influence de l'injection.

Quand la capsule articulaire est remplie, on sent une résistance notable ; on doit alors ne plus pousser sur le piston, car la synoviale pourrait éclater en un de ses points faibles et maintenir seulement la même pression pendant quinze secondes environ, pour permettre au suif de remplir les plus petits prolongements de la synoviale et fermer enfin les robinets de la canule et de la seringue. La seringue peut être immédiatement enlevée, mais la canule doit rester en place jusqu'à ce que le suif injecté ait eu le temps de se solidifier, sinon une partie notable s'en écoulerait au dehors par le canal osseux.

Si l'on veut disséquer tout de suite, il faut mettre la pièce dans l'eau froide. En quinze minutes environ le suif est solidifié pour toutes les articulations, même les plus grandes, et cette solidification permet alors d'enlever la canule.

§ 3. — Dissection de l'articulation

L'articulation ainsi préparée, enlevons la peau et le tissu cellulaire sous-cutané : séparons les muscles en coupant ceux qui ne doivent pas être gardés et arrivons aux ligaments. Point n'est besoin, pour ces opérations, d'instruments spéciaux, les trousses ordinaires à dissection étant bien suffisantes. Nous recommanderons seulement l'usage presque exclusif des ciseaux qui ne déchiquètent pas les tissus, nettoient bien sans laisser de débris et donnent des préparations beaucoup plus nettes que le scalpel, tout en ayant l'avantage d'être plus rapides. Leur inconvénient est d'être d'un emploi plus délicat et d'exiger une plus grande sûreté de main.

Cependant pour nettoyer les os, pour les dépouiller de leur périoste et des insertions musculaires inutiles, il est besoin d'instruments spéciaux, savoir, de rugines de formes et de dimensions variables. La plus commode, celle qui peut à la rigueur remplacer toutes les autres avec un peu d'habitude, est la grande rugine à manche (voy. fig. 4); mais on ne doit en user qu'avec

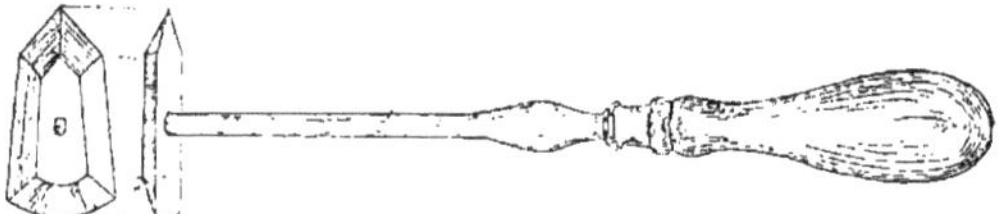

Fig. 4. — Rugine de Farabeuf.

précaution, car elle dérape facilement et peut causer des blessures sérieuses. Nous avons représenté dans les figures 5 et 6 d'autres modèles de rugines ou de détache-tendons qui sont de l'emploi le plus courant.

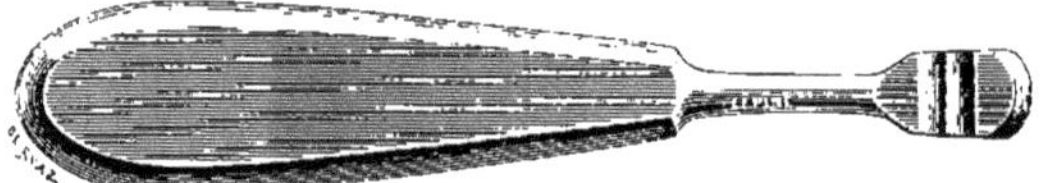

Fig. 5. — Rugine convexe d'Ollier.

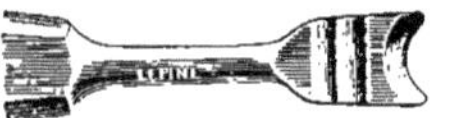

Fig. 6. — Rugine concave d'Ollier.

Après ces considérations générales, nous pouvons aborder dans le détail la technique de la préparation de chacune des grandes articulations.

CHAPITRE II

ARTICULATION SCAPULO-HUMÉRALE

Lorsqu'on doit préparer l'articulation scapulo-humérale, on est souvent embarrassé pour enlever à un sujet entier le moignon de l'épaule. Cependant, avec un peu de méthode et d'habitude, cette opération peut se faire rapidement, en une minute environ, et sans qu'il soit utile de déplacer le sujet. Voici la technique que nous conseillons :

a) Amputez le bras au tiers supérieur, c'est-à-dire à 12 centimètres environ au-dessous de l'acromion. Par amputation, nous entendons la simple division du membre en deux tronçons, et non un exercice de médecine opératoire. Pour cela, faites avec un fort scalpel un circulaire au point fixé, coupez la peau et les muscles sous-jacents jusqu'à l'humérus et tout autour de lui, en entamant le périoste, et abattez le bras en quelques traits de scie.

b) Avec le même scalpel, désarticulez la clavicule à son insertion sternale, ou bien, après avoir sectionné la peau sur le milieu de cet os, sciez-le en ce point.

c) Coupez ensuite obliquement de haut en bas et de dedans en dehors, en allant du point de section de la clavicule vers le creux de l'aisselle, tous les muscles de la face antérieure du thorax et de la paroi antérieure du creux de l'aisselle (sous-clavier, grand et petit pectoral.) Quand le scalpel bute contre la cage thoracique, remontez plus haut pour couper la masse du trapèze, tout en appuyant fortement de la main gauche sur le moignon de l'épaule qui doit être repoussé en arrière. Ce moignon bascule facilement à mesure que la section se complète, et l'on voit bientôt à nu la face antérieure de l'omoplate recouverte par le muscle sous-scapulaire. Suivez les bords supérieur et interne de l'omoplate en coupant la peau et les muscles (angulaire, rhomboïdes et grand dentelé et, tout à fait en arrière, le trapèze et le grand dorsal); le moignon de l'épaule se détache facilement, en le tirant vers le bas.

§ 1. — Injection

Pour injecter la synoviale de l'articulation de l'épaule on peut employer deux procédés différents, suivant que l'on fait le trou de vrille à travers la tête humérale ou à travers la face antérieure du col de l'omoplate.

1° Injection par la tête humérale. — Cherchez à la face antérieure du moignon de l'épaule, en dedans de l'acromion, une dépression très nette, située entre les deux tubérosités de la tête humérale, au fond de laquelle, chez les sujets maigres, on peut sentir rouler le tendon du biceps. A 1 centimètre et demi ou 2 centimètres, en arrière et en dehors de cette dépression, faites suivant l'axe du bras, à travers la peau et le deltoïde jusqu'à l'os, une incision dont le milieu doit

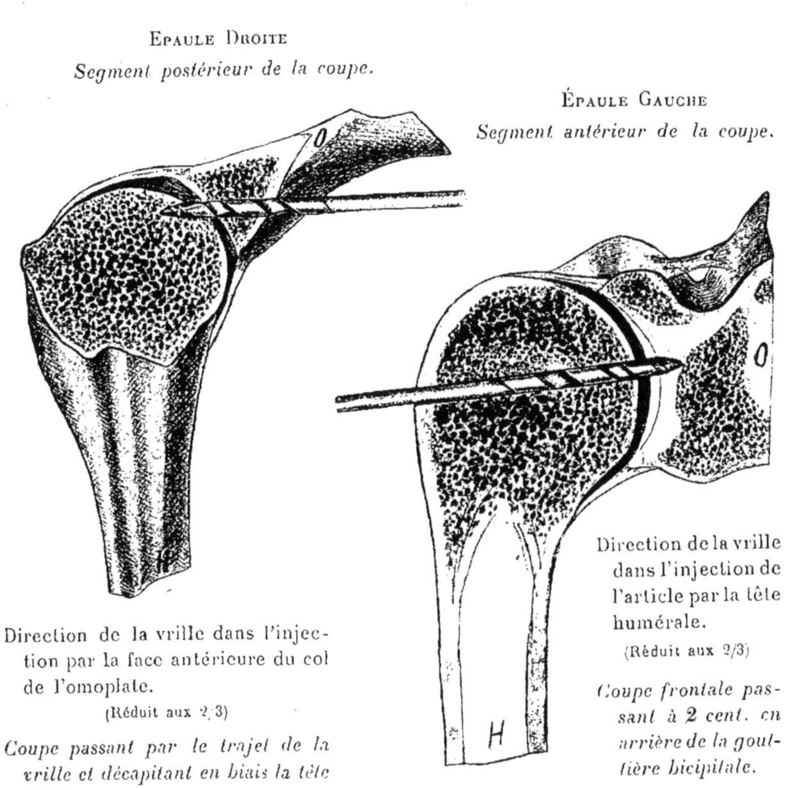

Direction de la vrille dans l'injection par la face antérieure du col de l'omoplate.

(Réduit aux 2/3)

Coupe passant par le trajet de la vrille et décapitant en biais la tête de l'humérus.

Direction de la vrille dans l'injection de l'article par la tête humérale.

(Réduit aux 2/3)

Coupe frontale passant à 2 cent. en arrière de la gouttière bicipitale.

LÉGENDE DES FIGURES DE L'ARTICULATION SCAPULO-HUMÉRALE

O. Omoplate.
H. Humérus.
C. Clavicule.
A. Acromion.
E. Epine de l'omoplate.

Ligaments :

a. Ligament trapézoïde.
b. — conoïde.
c. — acromio-coracoïdien
d. — coracoïdien.
e. Espace conjonctif entre le sus et le sous-épineux.
k. Ligament spino-glénoïdien.

Muscles :

1. Sus-épineux.
2. Sous-épineux.
3. Petit rond.
4. Deltoïde.
5. Long triceps.
5'. Vaste externe.
6. { Petit pectoral. Court biceps. Coraco-brachéal.
7. Long biceps.
8. Grand pectoral.
9. — dorsal.
10. — rond.
11. Sous-scapulaire.

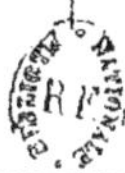

Préparé et dessiné d'après nature par L. Jutié.

Laboratoire d'Anatomie de la Faculté de Médecine de Lyon.

se trouver à deux travers de doigt de la pointe de l'acromion. Dans le milieu de cette plaie, enfoncez la vrille perpendiculairement à la direction du bras mis dans la position qu'il occupe au repos dans la station debout. La vrille pénètre sans difficulté dans la tête humérale très spongieuse et doit y disparaître presque à moitié avant d'arriver de l'autre côté de l'os, puisque celui-ci a 5 ou 6 centimètres d'épaisseur. Après avoir senti le frottement de la pointe contre la cavité glénoïde, faites encore trois ou quatre tours jusqu'à ce que l'humérus soit bien fixé et la pièce est prête pour l'injection.

Ce procédé, quoique très employé, n'est pas pour nous le procédé de choix. En effet, pour arriver jusqu'à l'os, on doit traverser une épaisseur considérable de tissus et il est difficile d'y manœuvrer commodément la vrille et la canule. D'ailleurs, on risque d'atteindre la bourse séreuse qui entoure le tendon de la longue portion du biceps et communique très souvent avec la synoviale articulaire. Enfin il suffit d'une légère déviation de la pointe de la vrille dans la traversée de la tête humérale pour passer à côté de la cavité glénoïde dont le diamètre vertical ne mesure que 35 millimètres, et le diamètre transversal 25. On arrive alors fatalement à percer la synoviale et la capsule articulaires, et à préparer la diffusion du suif dans les tissus.

2° Injection par la face antérieure du col de l'omoplate. — Nous préférons de beaucoup, comme meilleur et plus sûr, le procédé qui consiste à faire l'injection par le col de l'omoplate à la face antérieure de l'os.

Pour cela, il faut, mettant le moignon de l'épaule sur sa face postérieure de façon à présenter le muscle sous-scapulaire, détacher ce dernier de ses insertions à l'omoplate et le relever vers son insertion humérale en rasant l'os le plus possible. A mesure que vous vous rapprochez du col, allez avec précaution, explorez l'os avec l'index, tout en décollant le muscle, pour éclairer la route. Vous sentirez bientôt un rebord osseux, arrondi et mousse, c'est le bourrelet de la cavité glénoïde dont la surface est encore à 2 centimètres. A ce point de la dissection, on voit quelquefois une mince pellicule blanchâtre semi-transparente, assez résistante, étalée sous le muscle et adhérant à l'os, c'est la bourse séreuse sous-scapulaire qui communique souvent, chez l'adulte, avec l'articulation et doit être par conséquent respectée. En relevant avec précaution le sous-scapulaire, elle est facile à voir et peut toujours être épargnée.

Evitez donc cette bourse et plantez la vrille à 5 millimètres environ en dedans d'elle, au milieu de la hauteur du col de l'omoplate. Saisissant alors solidement le moignon de l'épaule de la main gauche, manœuvrez vigoureusement la vrille, car l'os est dur, et poussez-la obliquement de haut en bas et de dedans en dehors, comme si vous vouliez aboutir à la paume de votre main gauche. Le canal à creuser n'a que 2 ou 2 cm. 1/2 suivant le point où le trou a été commencé et suivant l'inclinaison de la vrille. Quand l'humérus sera fixé, retirez la percerette et faites l'injection.

Ce procédé, que nous avons souvent employé, nous a toujours très bien réussi.

La *capacité* de la synoviale articulaire de l'épaule est assez grande à cause de la laxité des ligaments et des nombreux prolongements sous-musculaires qu'elle peut donner. En prenant la moyenne de toutes celles que nous avons injectées et dont nous avons soigneusement déterminé la contenance en pesant le suif, nous avons trouvé 50 centimètres cubes, soit à peu près le quart de notre seringue, mais avec des variations assez considérables en plus ou en moins (10 ou 15), suivant les sujets.

§ 2. — Résumé anatomique

L'articulation de l'épaule est recouverte par des tissus épais qui en défendent l'approche. Elle est garantie par la peau et le tissu cellulaire sous-cutané, puis par de nombreux muscles, par le massif osseux acromio-coraco-claviculaire qui forme une voûte au-dessus de l'article, enfin par les ligaments qui renforcent la capsule.

1° Muscles. — La peau enlevée et sacrifiée, il nous reste comme ligaments actifs à conserver dans la dissection :

a) A la face antérieure, le *deltoïde* (4) qui s'attache sur les bords antérieurs de la clavicule (C) et de l'acromion (A), mais qui appartiendrait plutôt à la face externe par ses insertions inférieures au V deltoïdien de l'humérus (H) et ses insertions supérieures au bord de la voûte acromiale ; les trois tendons réunis du *petit pectoral*, de la *courte portion du biceps* et du *coraco-*

brachial sur la pointe de l'apophyse coracoïde (6) ; le *sous-scapulaire* (11) qui s'insère sur la petite tubérosité de l'humérus ; en dehors et plus bas, sur le col de l'omoplate, le *long triceps* (5) ; enfin sur l'humérus, le *long chef du biceps* (7) sortant de la capsule et, sur le côté interne de l'os, insérés comme trois feuillets d'un livre, le *grand pectoral* (8), le *grand dorsal* (9) et le *grand rond* (10).

b) A la FACE POSTÉRIEURE, le *deltoïde* que nous retrouvons encore inséré sur le bord inférieur de la partie postérieure de l'épine de l'omoplate ; superposés en étage sur la grosse tubérosité de l'humérus dans l'ordre suivant : le *sus-épineux* (1) en haut, le *sous-épineux* (2) et le *petit rond* au-dessous (3) ; un peu plus bas, la partie tout à fait supérieure du *vaste externe* (5^1) que l'on peut conserver si l'on veut.

2° Capsule et ligaments. — Sous les muscles se trouve la *capsule articulaire* qui forme autour de l'article un manchon complet, interrompu seulement sur la gouttière bicipitale et parfois aussi du côté du sous-scapulaire, quand elle communique avec la bourse séreuse de ce muscle.

Les *ligaments* proprement dits sont contenus dans l'épaisseur de la capsule et, à vrai dire, ils n'en sont que des renforcements souvent peu nets. Dans la dissection de l'article ils sont invisibles, du moins tant que l'on n'ouvre pas la capsule, et c'est seulement chez les sujets fortement musclés qu'on peut les apercevoir extérieurement. Sur certaines pièces, en effet, nous avons trouvé des bandes fibreuses très nettes, d'aspect

COTÉ GAUCHE. (Voir la légende, pl. I.)

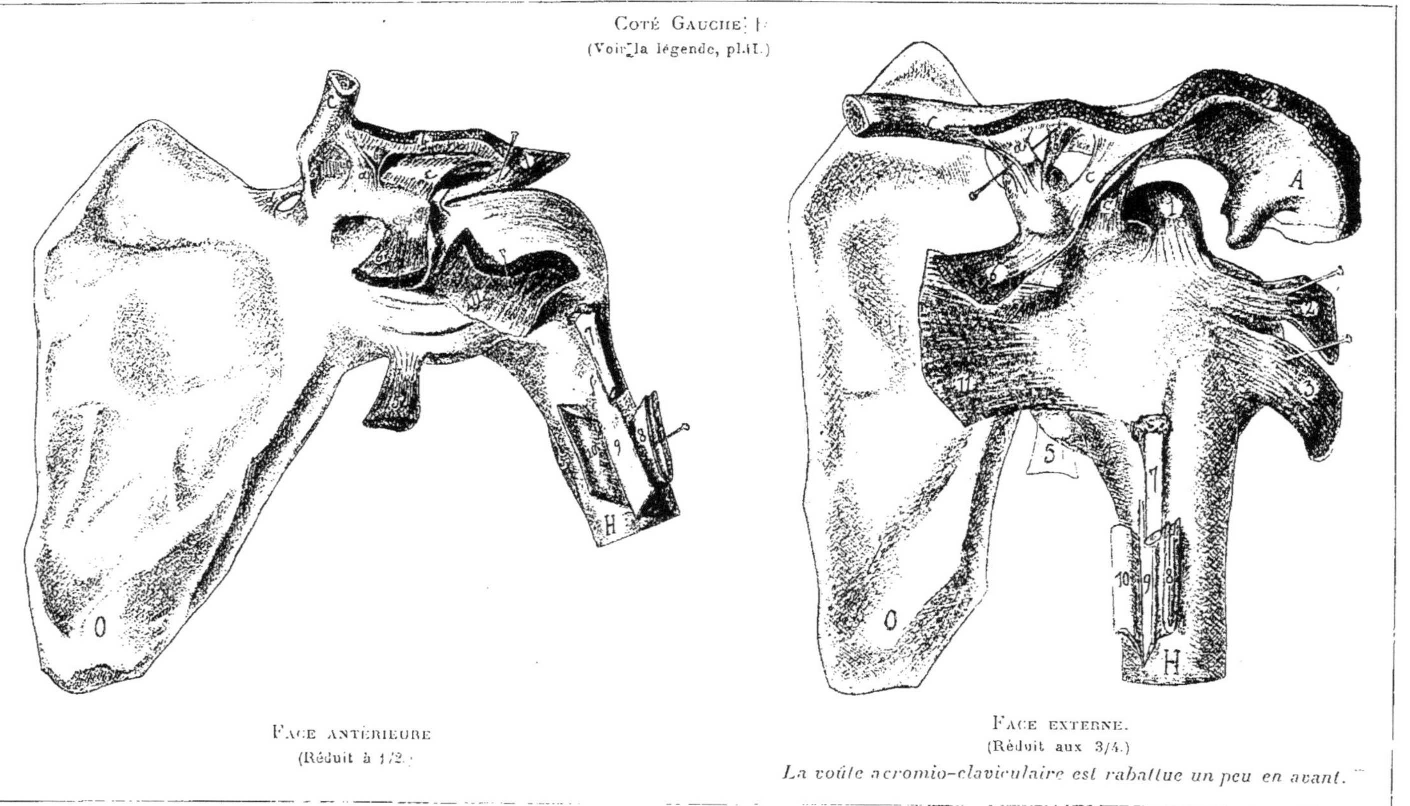

FACE ANTÉRIEURE (Réduit à 1/2.)

FACE EXTERNE. (Réduit aux 3/4.)

La voûte acromio-claviculaire est rabattue un peu en avant.

Préparé et dessiné d'après nature par L. [illegible]

Laboratoire d'Anatomie de la Faculté de Médecine de Lyon

plus nacré que le reste de la capsule et affectant les dispositions suivantes qui sont celles des ligaments de l'épaule :

a) A la FACE SUPÉRIEURE, le ligament *coraco-huméral* qui va de l'apophyse coracoïde au trochiter, est surtout visible à son insertion coracoïdienne où il se sépare un peu de la capsule, mais pour se confondre de nouveau presque immédiatement avec elle.

b) A la FACE ANTÉRIEURE, on trouve trois épaississements transversaux, de plus en plus obliques de haut en bas et de dedans en dehors, qui suivent ainsi la direction générale des fibres de la capsule. On les a désignés sous les noms de *ligaments gléno-huméraux supérieur*, *moyen* et *inférieur*. Entre les deux premiers se trouve un très petit espace par où s'échappe parfois le prolongement synovial du sous-scapulaire, c'est le *foramen ovale*.

c) La FACE POSTÉRIEURE n'a jamais d'épaississements aussi marqués. Néanmoins, lorsqu'on a disséqué péniblement les tendons des sus et sous-épineux, qui tiennent lieu de ligaments épais et solides, on laisse toujours une bandelette fibreuse limitant la ligne d'insertion de ces muscles et appelée *espace conjonctif entre le sus- et le sous-épineux (e)*.

3° **Voûte acromio-claviculaire.** — Les articulations *acromio-coracoïdienne, coraco-claviculaire* et *acromio-claviculaire* forment au-dessus du moignon de l'épaule une voûte que nous avons déjà mentionnée, dont la dissection délicate et difficile doit être cependant très soigneusement faite.

La clavicule et l'acromion sont unis par deux ligaments, un *supérieur*, l'autre *inférieur* qui forment comme un pont fibreux épais réunissant les deux os, ce sont les *ligaments acromio-claviculaires.*

La clavicule est unie à l'apophyse coracoïde par deux *ligaments* dits *coraco-claviculaires*, l'un, antéro-externe, est appelé *trapézoïde (a)* à cause de sa forme quadrilatère, l'autre, postéro-interne par rapport au premier, l'entoure en demi-section de cône à base supérieure, d'où son nom de *ligament conoïde (b).*

Pour compléter la voûte, nous trouvons un ligament dit *acromio-coracoïdien (c)* qui s'insère en dehors, à l'extrémité antérieure de l'acromion, puis se divise en deux faisceaux, l'un antéro-supérieur, l'autre postéro-inférieur, qui vont se fixer, en dedans, par une partie plus élargie, au bord externe de l'apophyse coracoïde.

On doit encore s'attacher à conserver pendant la dissection deux petits ligaments propres au scapulum : le *ligament coracoïdien (d)* qui forme un pont au-dessus de l'échancrure coracoïdienne, le *ligament spino-glénoïdien (k)* qui va du bord externe de l'épine de l'omoplate au col de ce même os.

§ 3. — Dissection de l'articulation

Enlevez à grands coups de scalpel la peau tout entière, en la rabattant de chaque côté d'une incision menée d'un bout à l'autre de la partie postérieure de la pièce dans son plus grand diamètre. Débarrassez du tissu cellulaire sous-cutané la préparation ainsi écorchée, sans vous attacher à faire une dissection fine ; nettoyez simplement et rapidement les muscles pour pouvoir vous rendre compte de leurs limites.

1° Face externe. — Suivez avec l'index le contour postérieur de l'épine de l'omoplate jusqu'à l'acromion, puis, en passant par l'apophyse coracoïde, continuez en avant sur le bord antérieur de la clavicule, pour vous rendre compte de l'insertion deltoïdienne.

Dissection du deltoïde. — Coupez au scalpel à 2 centimètres environ de l'épine, couche par couche et doucement, en suivant la crête osseuse d'arrière en avant. Rabattez le muscle vers le bas jusqu'à son insertion humérale, chose facile en général, le tissu cellulaire adipeux sous-deltoïdien étant très lâche. A la partie externe et supérieure de l'articulation, disséquez avec précaution pour éviter la capsule articulaire immédiatement sous-jacente au muscle.

Soulevez, en la prenant par sa face profonde, la courte insertion supérieure du deltoïde, qui vient d'être coupée, et disséquez-la pour atteindre l'épine en raccourcissant ses insertions aux ciseaux. Quelquefois cependant vous rencontrerez une masse noirâtre, grosse comme une noix et un peu aplatie. C'est la *bourse sous-deltoïdienne* ou *sous-acromiale* injectée au suif à cause de sa communication avec la synoviale articulaire. En procédant avec prudence et en tenant le tranchant du scalpel tourné vers le tendon du deltoïde, vous pourrez arriver à le libérer de cette bourse.

Dans nos dissections, nous avons eu l'occasion d'observer un fait heureusement rare. La bourse séreuse sous-acromiale avait, sous des influences pathologiques, contracté de multiples et solides adhérences avec le périoste de la face inférieure de l'acromion. En essayant de rompre ces adhérences, nous avons déchiré la paroi de la bourse séreuse et largement ouvert l'article. Si pareil fait se reproduisait dans un examen pratique, nous conseillerions de décoller à la rugine courbe, en entrant en plein dans l'os, le périoste de l'acromion.

2° **Face antérieure.** — En avant, commencez à isoler le *grand pectoral* qui a été sectionné en enlevant le moignon de l'épaule et qui forme un large triangle à sommet externe et inférieur. Rabattez-le vers son insertion humérale sans oublier que le tendon de ce muscle se replie en deux feuillets, donnant à la coupe un U majuscule. Sectionnez-le perpendiculairement à sa direction, à 2 centimètres de l'humérus et, après l'avoir dépouillé de la graisse et du tissu cellulaire sous-cutané, diminuez sensiblement la partie supérieure de ses insertions.

Vous trouverez ensuite le *petit pectoral* flottant au bout de son tendon inséré sur la moitié antérieure du bord interne de l'apophyse coracoïde, plus ou moins confondu avec les tendons du coraco brachial et du biceps. Après l'avoir nettoyé, isolez à la partie interne le biceps ou plutôt le *tendon du court biceps* qui, à la hauteur de la coupe, n'est pas encore généralement fusionné avec la longue portion. En arrivant à sa jonction, du côté interne, avec le *coraco-brachial*, vous les relevez et disséquez tous les deux sans entamer la capsule articulaire sur laquelle ils sont directement placés.

Dégagez leur tendon commun jusqu'à son insertion au sommet de l'apophyse coracoïde où il vient souvent se confondre avec le tendon du petit pectoral. Sectionnez les chefs à la même longueur.

A la partie externe du court biceps se trouve un long tendon aplati de la grosseur d'un tuyau de pipe. C'est la deuxième portion ou *longue portion du biceps* qui traverse l'intérieur de l'article pour aboutir à l'angle externe de l'omoplate au-dessus de la cavité glénoïde. La synoviale articulaire envoie à ce tendon, dans sa gouttière osseuse, un prolongement, la *bourse séreuse bicipitale*, qui lui forme souvent une sorte de manchon circulaire ou demi-circulaire pouvant avoir 2 centimètres de longueur. Arrêtez là l'isolement du tendon après avoir dénudé le plus possible le prolongement synovial injecté.

Un peu plus en dedans se trouve le paquet vasculo-nerveux de l'aisselle noyé dans du tissu conjonctif. Enlevez-le en entier et vous trouverez au-dessous les deux tendons plats et nacrés du *grand dorsal* et du *grand rond* qui vont s'insérer, perpendiculairement à l'humérus, en dedans du grand pectoral, sur la lèvre interne de la gouttière bicipitale. Coupez-les comme les autres à 2 ou 3 centimètres de leur insertion.

Dégagez le *sous-scapulaire* de la face profonde de l'omoplate si vous ne l'avez déjà fait pour l'injection de l'article par le col, puis relevez-le en poursuivant sa dissection vers son insertion humérale sur le trochin. Si la bourse sous-scapulaire communique avec l'articulation, elle est injectée. Vous devez alors l'épargner en coupant plutôt vers le tendon que vers la séreuse.

Ne laissez du sous-scapulaire que la longueur utile.

Il ne reste plus à la partie interne et mieux postérieure de l'humérus que le *triceps brachial*. Coupez le long chef à 2 centimètres de son insertion sur le col de l'omoplate, au-dessous de la cavité glénoïde et conservez, si vous le voulez, une partie du vaste externe qui commence à s'insérer à l'humérus un peu au-dessus de la section osseuse.

Il est possible maintenant de ruginer toute la face antérieure de l'omoplate, en évitant, à la partie supérieure, le *ligament coracoïdien* qui doit être dégagé en quelques coups de ciseaux. Enlevez de même les muscles qui s'insèrent sur le bord spinal de l'omoplate, et ruginez par la même occasion le bord postérieur de la clavicule.

3° Face postérieure. — Nettoyez à la pince et aux ciseaux la face postérieure des muscles *sous-épineux* et *petit rond* que vous isolez l'un de l'autre ; détachez-les de l'omoplate et rabattez-les en dehors. Allez avec précaution du côté de la tête humérale, car la capsule articulaire est immédiatement sous-jacente. Après avoir poursuivi leur dissection le plus loin possible et artificiellement, en entamant un peu de leur tendon avec le scalpel, prenez la rugine et nettoyez entièrement la fosse sous-épineuse sans toucher au *ligament spino-glénoïdien*.

Coupez au ras de l'épine les insertions du trapèze dont on n'a que faire et ruginez le bord supérieur de cette épine. Vous mettez alors à nu la face supérieure du muscle *sus-épineux* qui doit être dégagé de ses

COTÉ GAUCHE
(Voir la légende, pl. I.)

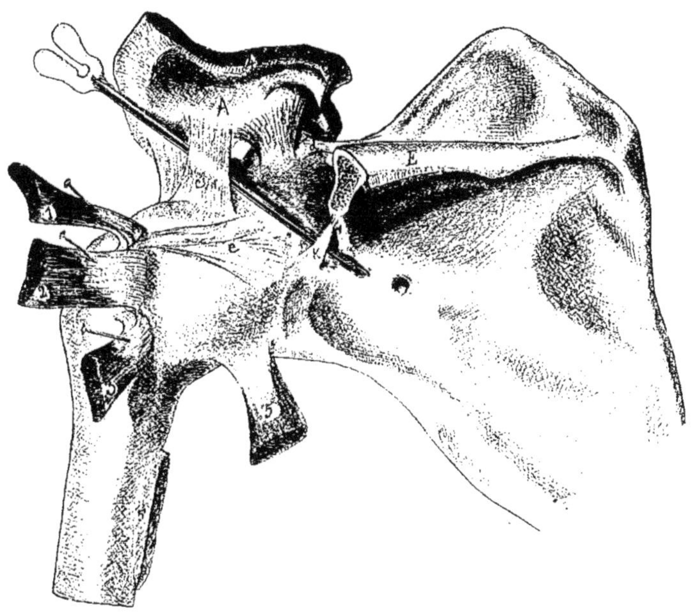

FACE POSTÉRIEURE
(Réduit à 1/2)

Une sonde cannelée maintient la voûte acromio-claviculaire soulevée et passe entre les deux faisceaux du ligament acromio-coracoïdien.

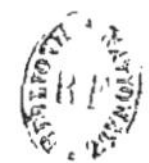

Préparé et dessiné d'après nature
par L. JULLIÉ.

Laboratoire d'Anatomie de la Faculté
de Médecine de Lyon.

insertions à la fosse sus-épineuse et rabattu vers son insertion humérale. A cause du passage du sus-épineux sous la voûte acromio-claviculaire, il est fort difficile de pousser bien loin cette dissection ; aussi doit-on user d'un artifice qui permettra en outre de bien disséquer le ligament acromio-claviculaire caché sous le massif de la voûte. Voici en quoi consiste cet artifice : lorsque le sus-épineux, relevé le plus possible, vient buter contre le bord postéro-externe de la voûte acromio-claviculaire, passez votre index gauche pour le côté droit et inversement, dans le fond de la fosse sus-épineuse sous le muscle. Poussez et faites ressortir ce doigt recourbé en crochet dans la fosse sous-épineuse, en suivant le bord concave de l'épine au moment où celle-ci se détache de l'omoplate. D'un trait de scie coupez cette épine juste contre l'endroit où votre index vient d'ouvrir une voie. Vous libérez ainsi un volet composé de l'acromion uni à la clavicule par son articulation et rattaché à l'omoplate par les ligaments acromio-coracoïdien et coraco-claviculaire. Ce volet est assez mobile pour permettre d'enlever tout le tissu cellulo-graisseux sous-acromial, sans couper les ligaments *acromio-claviculaire*, *trapézoïde* et *conoïde* qui y sont inclus. Aucun obstacle n'empêche plus de dégager le sus-épineux jusqu'à son insertion au trochiter. Coupez-le à la longueur voulue, puis ruginez la fosse sus-épineuse et achevez la toilette de l'omoplate.

4° Voûte acromio-claviculaire et capsule. — A la face antérieure et sur l'acromion, isolez le ligament *trapézoïde* du ligament *conoïde* qui l'entoure en arrière. Vous atteindrez la face postérieure de ce dernier en soulevant de même le volet acromial qui vous permettra aussi de disséquer, en dehors du précédent, le ligament *acromio-coracoïdien* dont vous séparerez les deux chefs.

A la face inférieure de l'acromion mettez à nu le ligament *acromio-claviculaire*, fort trousseau ligamenteux à fibres parallèles continuant la direction de la clavicule.

Revenez enfin à la *capsule articulaire ;* enlevez aux ciseaux et suivant la direction de ses fibres tout le tissu cellulaire qui y adhère et vous verrez, sans les chercher, se dessiner les épanouissements ligamenteux de cette capsule que nous avons déjà indiqués.

Avec la pointe d'un scalpel que l'on appuie fortement, tracez de très près les contours d'insertion de la capsule sur l'humérus et l'omoplate. Le périoste ainsi incisé, avec la rugine droite ou à manche, enlevez tout ce qui est en dehors du tracé délimité.

Il ne reste plus qu'à remettre en place le volet acromial que l'on maintient avec une épingle d'acier plantée dans les insertions postérieures du deltoïde et à faire tenir les muscles avec d'autres épingles judicieusement disposées. La préparation est finie.

CHAPITRE III

ARTICULATION DU COUDE

Pour séparer l'articulation, du sujet tout entier, sectionnez l'avant-bras à quatre travers de doigt au-dessous du pli de flexion du coude, puis amputez le bras à la même distance au-dessous. Vous obtenez ainsi une pièce de 15 centimètres de longueur environ qu'il faut injecter au suif.

§ 1. — Injection

Injection par l'olécrâne. — Le seul procédé pratique pour arriver dans l'intérieur de l'article, en faisant le moins de délabrements possible, consiste à pratiquer le trou de vrille, à la face postérieure de l'articulation, à travers l'olécrâne. Pour cela, il faut placer l'article sur sa face antérieure ; l'humérus à gauche si l'on est droitier et inversement si l'on est gaucher ; inciser alors jusqu'à l'os la peau de l'olécrâne en son milieu et suivant son axe, sur une longueur de 3 centimètres à partir du sommet ; faire une deuxième incision perpendiculaire à la première en la divisant en deux parties égales. C'est au point de croisement, c'est-à-dire à 1 1/2 ou 2 centimètres de la pointe de l'olécrâne que l'on doit appliquer la pointe de la vrille, sauf à le porter un peu plus bas de 5 à 6 millimètres chez les sujets de grande taille. Coupez aux ciseaux les angles de l'incision cruciale pour donner plus de jour et dénudez l'os au point voulu avec la pointe d'un scalpel; puis saisissant solidement le coude d'une main, de l'autre faites pénétrer la vrille maintenue perpendiculairement au cubitus et au plan tangent à la face postérieure de l'épiphyse humérale. Vous arriverez ainsi dans la cavité articulaire et la percerette entre dans la trochlée suffisamment épaisse pour permettre l'arrêt avant que celle-ci ne soit traversée. Si l'on donne à la vrille une direction oblique en haut ou en bas, on risque d'ouvrir la capsule : en bas, parce que l'humérus n'étant pas atteint par l'instrument ne s'immobilise pas; en haut, parce que l'on traverse facilement et sans s'en douter la mince lamelle osseuse que présente l'humérus au-dessus de la trochlée. Dans les deux cas la pièce peut être perdue.

L'olécrâne se laisse en général assez facilement traverser; cependant il est parfois très dur et exige une pression énergique sur la vrille. Son épaisseur moyenne est en cet endroit de 1 1/2 à 2 centimètres.

Une fois la canule et la seringue placées, il faut, avant de pousser l'injection, avoir soin d'incliner le coude sur une des faces latérales pour laisser à l'humérus une certaine mobilité. En effet, la pression intra-articulaire produite par l'injection fléchit l'article pour donner à la synoviale une position de plus grande capacité. Celle-ci n'est du reste pas considérable; elle est, d'après nos mesures, de 30 centimètres cubes environ, avec

CÔTÉ DROIT
Segment interne de la coupe.

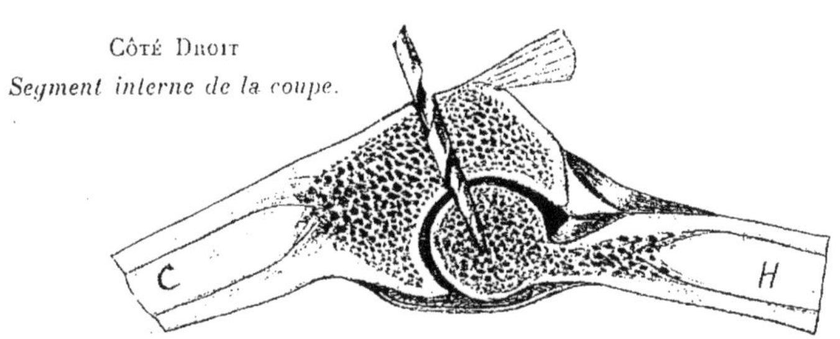

Direction de la vrille dans l'injection par l'olécrâne. *Coupe frontale.*
(Réduit aux 2/3.)

CÔTÉ GAUCHE

FACE ANTÉRIEURE
(Réduit aux 2/3.)

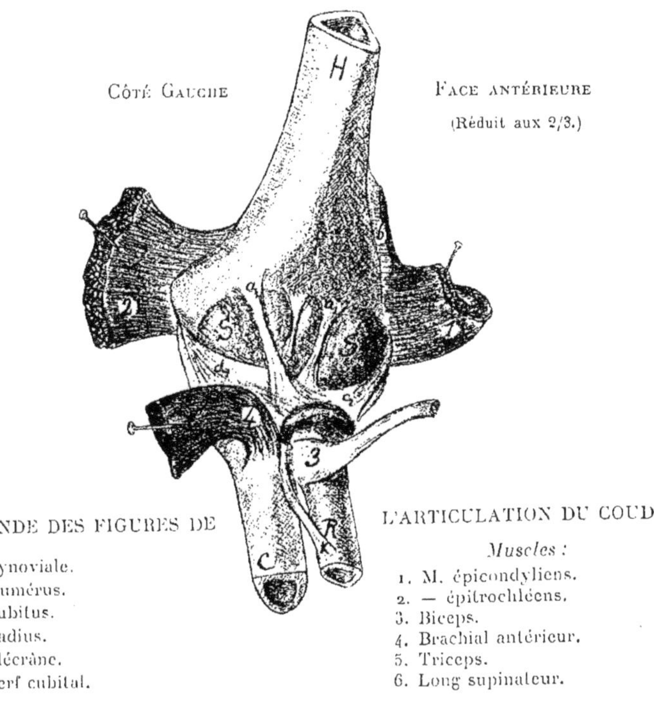

LÉGENDE DES FIGURES DE L'ARTICULATION DU COUDE

S. Synoviale.
H. Humérus.
C. Cubitus.
R. Radius.
O. Olécrâne.
Nc. Nerf cubital.

Ligaments :

a. Ligament antérieur.

a_1 Faisceau oblique interne.
a_2 — — externe.

b. Ligament postérieur.

b_1 Faisceaux huméro - huméraux.
b_2 Faisceaux huméro - olécraniens.

Muscles :

1. M. épicondyliens.
2. — épitrochléens.
3. Biceps.
4. Brachial antérieur.
5. Triceps.
6. Long supinateur.

c. Ligament latéral externe.
c_1 — faisceau antérieur.
c_2 — — moyen.
c_3 — — postérieur.

d. Ligament latéral interne.
d_1 — — antérieur.
d_2 — — moyen.
d_3 — — postérieur ou ligament de Bardinet.

k. Corde de Weitbrecht.
g. Ligament de Cooper.

des différences en plus ou en moins, correspondant ainsi au sixième de notre seringue.

§ 2. — Résumé anatomique

L'articulation du coude, enveloppée comme toutes les autres par la peau et le tissu cellulaire sous-cutané que l'on sacrifie, est en outre recouverte par de nombreux muscles

1° Muscles. — *a)* A la FACE ANTÉRIEURE l'on trouve : le *biceps* (3) inséré sur la tubérosité bicipitale du radius (R) et le *brachial antérieur* (4) dont le point d'implantation est à la base de l'apophyse coronoïde du cubitus (C).

b) A la FACE EXTERNE l'épicondyle de l'humérus (H) donne attache au groupe des muscles épicondyliens (1), *deuxième radial externe*, *court supinateur*, *extenseur commun des doigts*, *extenseur propre du petit doigt*, *cubital postérieur* et *anconé*.

c) A la FACE INTERNE le groupe des muscles épitrochléens (2) comprend les *rond pronateur*, *grand palmaire*, *petit palmaire*, *cubital antérieur*, *fléchisseur superficiel des doigts*.

d) Sur la FACE POSTÉRIEURE enfin, au sommet de l'olécrâne (O), s'insère le tendon du *triceps brachial* (5), auquel viennent s'attacher au milieu le *long triceps* et de chaque côté les *vastes interne* et *externe*. En dedans de l'olécrâne, sur la face postérieure de l'épitrochlée se trouve le *nerf cubital (nc)* dans une gouttière spéciale.

2° **Ligaments passifs.** — *a)* La FACE ANTÉRIEURE présente un *ligament antérieur (a),* simple renforcement de la capsule articulaire, à fibres moyennes, externes ou internes, suivant leur trajet, et deux petits faisceaux rubanés particuliers, *faisceaux oblique-interne* (a_1) et *oblique externe* (a_2).

b) A la FACE EXTERNE est le *ligament latéral externe (c)* qui de l'épicondyle envoie trois faisceaux : un *faisceau antérieur* (c_1) allant entourer en éventail la tête du radius et contribuer à former le ligament annulaire ; un *faisceau moyen* (c_2) qui va se fixer sur la partie supérieure du bord externe du cubitus ; un *faisceau postérieur* (c_3) qui se rend au côté externe de l'olécrâne.

c) La FACE POSTÉRIEURE est recouverte par le *ligament postérieur (b)* à fibres transversales supérieures, *faisceaux huméro-huméraux* (b_1) et à fibres obliques inférieures qui sont les faisceaux *huméro-olécraniens* (b_2). De cette sorte de V à sommet inférieur s'échappe, à la partie supérieure, une expansion de la synoviale plus ou moins recouverte par un peloton adipeux.

d) A la FACE INTERNE, le *ligament latéral interne (d)* se divise aussi en trois faisceux ; le *faisceau antérieur* (d_1), le plus faible, se confond avec le ligament antérieur ; le *faisceau moyen* (d_2), le plus solide, se termine sur le côté interne de l'apophype coronoïde ; le *faisceau postérieur* (d_3) ou *ligament de* BARDINET s'évase en éventail sur le côté interne de l'olécrâne. A la base d'insertion de ce ligament se trouvent des fibres perpendiculaires à sa direction qui vont de la base de l'olécrâne à la base de l'apophyse coronoïde. Ce sont les fibres *arciformes* ou *ligament de* COOPER *(g)*.

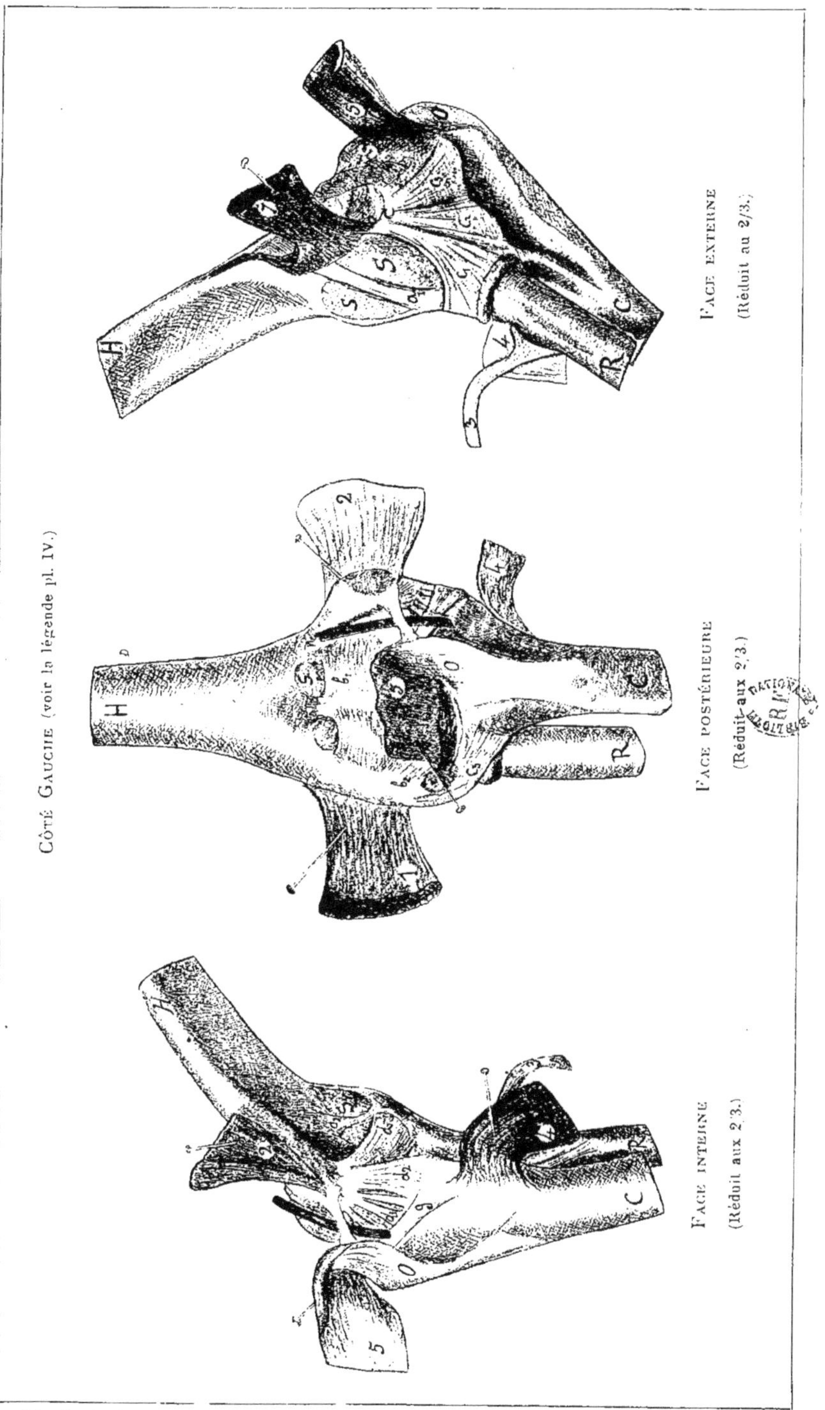

CÔTÉ GAUCHE (voir la légende pl. IV.)

FACE EXTERNE (Réduit au 2/3.)

FACE POSTÉRIEURE (Réduit aux 2/3.)

FACE INTERNE (Réduit aux 2/3.)

Préparé et dessiné d'après nature par L. JULIÉ.

Laboratoire d'Anatomie de la Faculté de Médecine de Lyon.

La synoviale fait hernie autour du radius en formant un bourrelet circulaire très net.

§ 3. — Dissection de l'article

1° Face antérieure. — La peau et le tissu cellulaire sous-cutané étant enlevés, il faut commencer la dissection par la face antérieure.

A la partie supérieure de la pièce, isolez le *biceps* du brachial antérieur aussi bas que possible, en écartant avec les pouces les masses des muscles épitrochléens et épicondyliens. Coupez au pli du coude l'expansion aponévrotique du biceps, ce qui permet de suivre ce muscle jusqu'à la tubérosité bicipitale du radius, à 3 centimètres de laquelle son tendon doit être coupé. On voit alors le paquet vasculo-nerveux qui arrive au coude par la face interne du bas et qu'on enlève en totalité.

Vous découvrez par cela même le tendon du *brachial antérieur*. Désinsérez ce muscle en commençant par le haut et évitez, en le rabattant, de léser la face antérieure de la synoviale qui lui est immédiatement sous-jacente, à la hauteur de la fossette coronoïdienne. Suivez le tendon du brachial antérieur jusqu'à son insertion sur l'apophyse coronoïde du cubitus et coupez-le à environ 2 centimètres et demi.

En enlevant avec précaution, le plus possible de la graisse qui cache la face antérieure de la synoviale, on découvre bientôt du côté interne un trousseau fibreux assez dense, à trajet oblique de haut en bas et de dedans en dehors, situé entre une saillie médiane de la synoviale et une saillie interne; c'est le *faisceau oblique interne* du *ligament antérieur*. En dehors et symétriquement placées sont des fibres obliques de haut en bas et de dehors en dedans, allant rejoindre les précédentes à la partie moyenne du ligament antérieur : c'est le *faisceau oblique externe*. Avant d'abandonner cette face, il faut dégager, pour en bien montrer le relief, le bourrelet qui entoure en demi-cercle le col du radius, mais ne pas oublier que la synoviale est très mince en cet endroit.

2° **Face postérieure**. — On enlève d'abord toute l'aponévrose qui recouvre la face postérieure du coude; on met ainsi à nu le tendon du *triceps*. En détachant ce muscle de ses insertions humérales, en commençant par en haut, on arrive bientôt à un espace osseux libre qui est la partie supérieure de la fossette olécranienne, où nous allons trouver le cul-de-sac supérieur de la synoviale. Rabattez vers le bas, en disséquant avec précaution pour ne pas léser ce cul-de-sac, le tendon du triceps, jusqu'à ce que votre instrument vienne buter contre la face supérieure de l'olécrâne; vous pouvez alors le couper à 3 centimètres de cette insertion. Pendant cette dissection finale du tendon, évitez de couper le *nerf cubital* qui passe superficiellement le long de son bord interne.

Nous pouvons insinuer maintenant la pointe du scalpel très près et le long du bord externe du cubitus, de façon à détacher les insertions de l'*anconé*. Rejetez-le en dehors en allant peu profondément à la partie supérieure de son insertion, car la synoviale y est superficielle. De même sur le bord interne du cubitus, glissez la pointe du scalpel au ras de l'os et décollez toute la masse musculaire qui s'y trouve, ce qui vous ramène à la face antérieure.

N'allez pas, en poursuivant le décollement de ces muscles, rejoindre la désinsertion que vous avez faite du triceps, car vous devez conserver entre l'épitrochlée et l'olécrâne une petite bandelette fibreuse transversale qui maintiendra en place le nerf cubital. Celui-ci sera isolé et coupé à 2 centimètres au-dessus et au-dessous de cette bandelette.

3° **Face interne**. — Par cette dissection des faces antérieure et postérieure, vous avez isolé, à la *face interne* de la préparation, une longue bande de muscles insérés sur le bord interne de l'humérus et l'épitrochlée ; disséquez-les, en les prenant par la face antérieure et en réduisant au minimum leur surface d'insertion. Coupez-les en éventail, à 2 centimètres environ de l'os, de façon à en faire véritablement un groupe de *muscles épitrochléens*. Si cependant vos connaissances en myologie et votre habileté d'anatomiste vous le permettent, vous pouvez essayer de les isoler les uns des autres.

4° **Face externe**. — Ici se trouve une autre bande musculaire beaucoup plus épaisse et plus longue. Attaquez-la par la face antérieure et réduisez peu à peu ses insertions sur l'épicondyle. Au-dessus de celui-ci, sur la partie inférieure du bord externe de l'humérus, on peut laisser une mince bandelette de l'insertion du *long supinateur*. Le groupe musculaire devient surtout difficile à détacher vers le sommet de l'épicondyle, la synoviale étant de plus en plus adhérente aux muscles. On peut déjà ruginer sur le radius les insertions inutiles. Sur son bord externe, nous retrouvons presque détachée la masse musculaire précédemment libérée du bord externe du cubitus ; il ne reste plus qu'à enlever les faisceaux musculaires qui tiennent encore entre le radius et le cubitus et nous sommes revenus à la face antérieure de l'article, après en avoir fait le tour.

Ayant ainsi tous les tendons des muscles que nous devons conserver, ruginez les trois os partout où on le peut en respectant encore, à la face antérieure, le ligament ou *corde de* WEITBRECHT *(k)* qui va du cubitus au radius.

5° Capsule et ligaments. — *a)* A la FACE POSTÉRIEURE se trouve un bourrelet graisseux maintenu par des tractus conjonctifs allant de la fossette olécranienne au cul-de-sac supérieur de la synoviale au-dessus duquel ce bourrelet est placé. Pour enlever les pelotons adipeux qui recouvrent la synoviale en arrière, il faut disséquer avec précaution et transversalement dans le sens des fibres huméro-humérales.

b) A la FACE INTERNE, celles-ci se continuent avec les *fibres arciformes de* COOPER, qui vont de la base de l'olécrâne à la base de l'apophyse coronoïde. Disséquez perpendiculairement au-dessus de ces fibres et isolez trois ou quatre minces faisceaux qui forment le *ligament de* BARDINET ou *faisceau postérieur du ligament latéral interne.* Si l'on poursuit la dissection du ligament antérieur vers le côté interne, on le voit bientôt se confondre avec le *faisceau antérieur du ligament latéral interne*, trousseau constitué par des fibres obliques de haut en bas et d'arrière en avant, sorte d'éventail à sommet postérieur. Au-dessous de ce faisceau s'en trouve un autre, en éventail aussi, mais plus résistant et moins grand, allant au sommet du bord interne de l'apophyse coronoïde, c'est le *faisceau moyen du ligament latéral interne.*

c) A la FACE EXTERNE, le ligament antérieur va se fondre aussi, sans démarcation nette, avec le *faisceau antérieur du ligament latéral externe* dont les fibres descendent de la partie antérieure et inférieure de l'épicondyle pour s'étaler en éventail sur la face antérieure de la tête du radius. Au-dessous de ce ligament, il est facile d'isoler le *faisceau moyen* en forme d'éventail aussi, mais moins ouvert, plus long que le précédent et qui se fixe sur le bord externe du cubitus. Enfin les fibres postérieures huméro-humérales se continuent au côté externe avec des fibres obliques de haut en bas et d'avant en arrière qui représentent le *faisceau antérieur du ligament latéral externe.*

Les trois faisceaux de ce ligament ainsi préparés, il ne reste plus qu'à enlever les quelques débris graisseux qui peuvent rester, ruginer certaines parties d'os, relever ou fixer les muscles et tendons avec des épingles, en un mot, terminer la toilette de la pièce.

CHAPITRE IV

ARTICULATION DU POIGNET

Amputez l'avant-bras à trois travers de doigt au-dessus du pli de flexion du poignet et conservez la main.

§ 1. — Injection

On peut injecter l'articulation par le cubitus ou par le radius, d'où deux procédés :

1° Injection par l'extrémité inférieure du cubitus. — Ce procédé est peu pratique, car l'os est petit à cet endroit, et la vrille risque de le faire éclater. En outre, pour pénétrer dans l'article on est obligé de traverser le ligament triangulaire, qui va du radius à l'apophyse styloïde du cubitus. Aussitôt la vrille retirée, les fibres de ce ligament, se rejoignant, peuvent former soupape et s'opposer complètement au passage de l'injection. Néanmoins, si pour une raison quelconque on était obligé d'employer ce procédé, en voici la technique :

A la partie inférieure de la face interne du cubitus, pratiquez une incision longitudinale pénétrant jusqu'à l'os et parallèle à son bord interne ; puis à 1 1/2

COTÉ GAUCHE

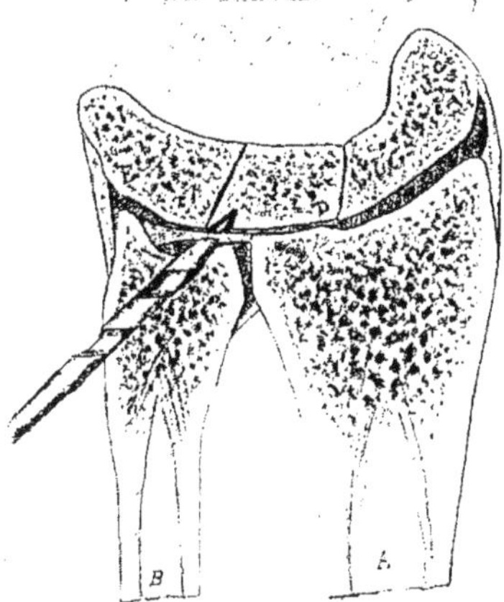

COTÉ DROIT

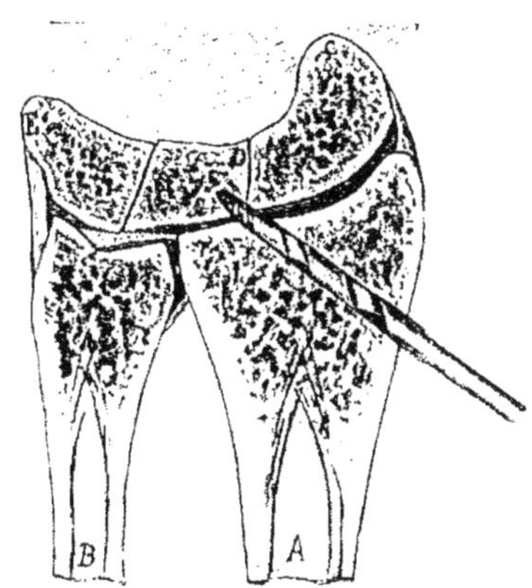

Direction de la vrille dans l'injection par le cubitus.

(Réduit aux 2/3.)

Direction de la vrille dans l'injection par le radius.

Coupe frontale, segment antérieur de la coupe.

LÉGENDE DES FIGURES
DE L'ARTICULATION DU POIGNET

A. Radius.
B. Cubitus.
C. Scaphoïde.
D. Semi-lunaire.
E. Pyramidal.
I*m*. Premier métacarpien.
V*m*. Cinquième métacarpien.
S. Synoviale.
L. Ligament interosseux.

Muscles :

1. Carné-pronateur.
2. Cubital antérieur.
3. Grand palmaire.
4. Long abducteur du pouce.
5. Cubital postérieur.
6. Premier radial externe.
7. Deuxième radial externe.
8. Long supinateur.

Ligaments :

a. Ligament antérieur, faisceau radio-carpien.
b. Ligament antérieur, faisceau cubito-carpien.
c. Ligament postérieur.
d. Ligament latéral interne, faisceau antérieur.
e. Ligament latéral interne, faisceau postérieur.
g. Ligament latéral externe.
i. Ligament radio-cubital antérieur.
k. Ligament radio-cubital postérieur.

COTÉ GAUCHE.

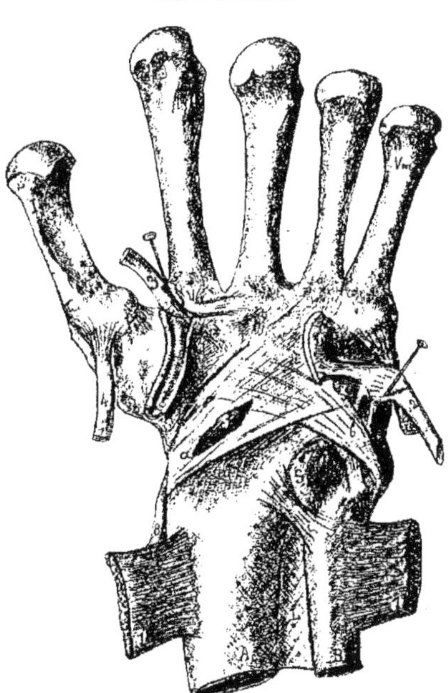

FACE ANTÉRIEURE
(Réduit aux 2/3.)

Préparé et dessiné d'après nature
par L. JULIÉ.

Laboratoire d'Anatomie de la Faculté
de Médecine de Lyon

ou 2 centimètres au-dessus de la pointe de l'apophyse styloïde, faites pénétrer la vrille, maintenue dans un plan parallèle à la face antérieure de l'avant-bras, suivant une direction oblique de haut en bas et de dedans en dehors, comme si l'on voulait aboutir à la racine du pouce. La vrille est dans l'article après 1 1/2 ou 2 centimètres au maximum.

2° Injection par l'extrémité inférieure du radius. — C'est là, sans conteste, le procédé de choix. L'extrémité osseuse est moins dure, plus épaisse et peut être fixée solidement dans un étau; il n'y a pas de ligament qui puisse gêner l'injection. C'est, du reste, par l'extrémité inférieure du radius que M. Poirier a injecté plus de cent articulations du poignet pour l'étude de la pathogénie des ganglions synoviaux (Poirier, *Anatomie*, I).

A la partie inférieure du radius, parallèlement à son bord externe et en arrière du tendon du long supinateur, incisez la peau jusqu'à l'os. A 2 centimètres environ de la pointe de l'apophyse styloïde, enfoncez la vrille parallèlement au plan de la face antérieure de l'avant-bras dans une direction oblique de haut en bas et de dehors en dedans, vers le pisiforme, à la base de l'éminence hypothénar. La longueur du trajet de la vrille est d'environ 3 centimètres et la pointe de l'instrument vient immobiliser l'article en se fixant dans le scaphoïde ou le semi-lunaire, suivant l'angle sous lequel on l'a fait pénétrer. Il est essentiel de bien diriger la vrille à égale distance des faces antérieure et postérieure de l'avant-bras, car l'épaisseur du radius étant peu considérable, une déviation même minime ferait sortir la pointe de la vrille à travers la synoviale, soit à la face antérieure, soit à la face postérieure, sans atteindre le massif osseux du carpe.

Remarquons que la synoviale est d'une capacité très faible, 5 à 10 centimètres cubes au maximum.

§ 2. — Résumé anatomique

L'articulation du poignet est entourée par la peau, le tissu cellulaire sous-cutané, un ligament annulaire et de nombreux muscles qui traversent la région ou s'y insèrent.

1° Muscles. — *a)* Sur la face antérieure, au premier plan on trouve de dehors en dedans les tendons des *long supinateur* (8), *grand* (3) et *petit palmaires*, *cubital antérieur* (2), au deuxième plan les quatre tendons du *fléchisseur superficiel*, au troisième plan le tendon du *fléchisseur propre du pouce*, les quatre chefs du *fléchisseur profond* et enfin, immédiatement sur les os, les faisceaux inférieurs du *carré pronateur* (1).

b) A la face postérieure, sur le même plan, on rencontre successivement de dehors en dedans, les tendons des *long abducteur* (4) et *court extenseur du pouce*, *les deux radiaux externes* (6 et 7), *l'extenseur propre de l'index*, *extenseur commun des doigts*, *extenseur propre du petit doigt* et *cubital postérieur* (5).

Ces muscles doivent être conservés en tout ou en partie, suivant le procédé de dissection adopté.

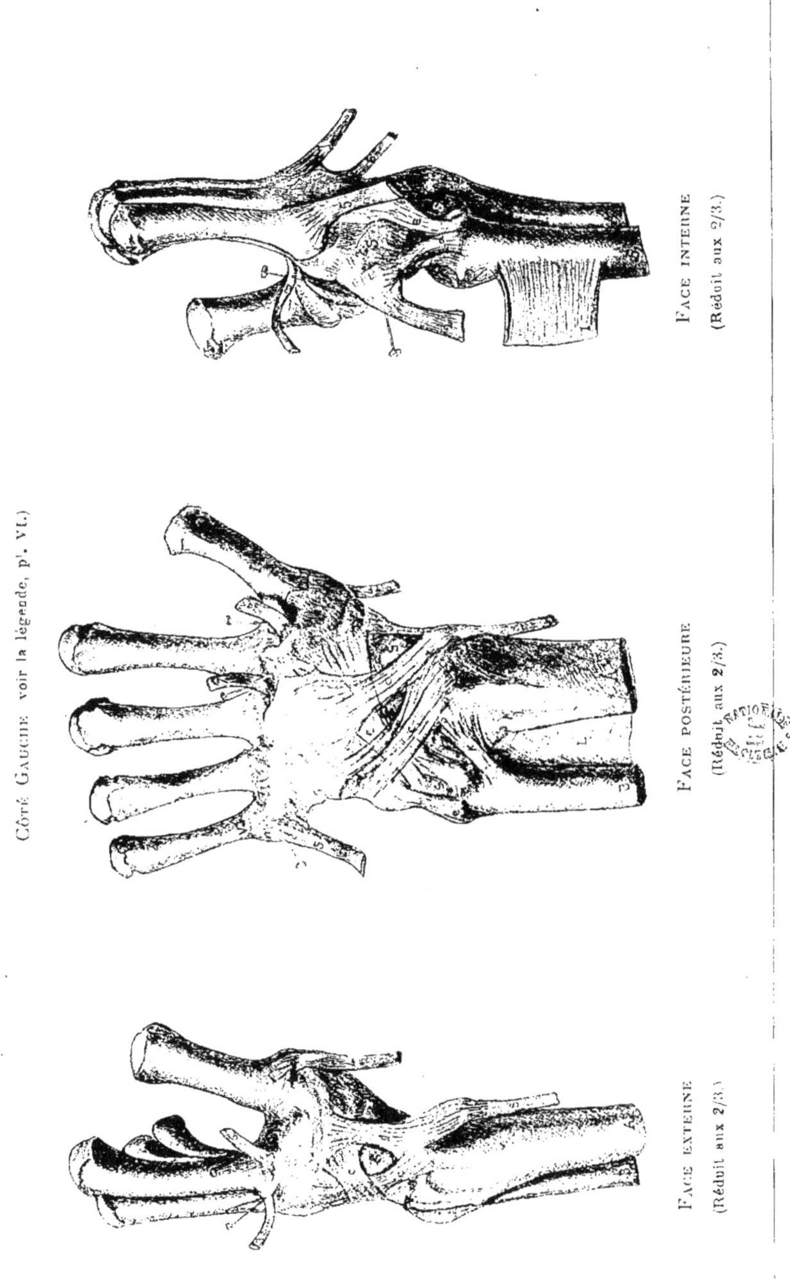

CÔTÉ GAUCHE voir la légende, pl. VI.)

FACE INTERNE (Réduit aux 2/3.)

FACE POSTÉRIEURE (Réduit aux 2/3.)

FACE EXTERNE (Réduit aux 2/3.)

Préparé et dessiné d'après nature par L. JULIÉ.

Laboratoire d'Anatomie de la Faculté de Médecine de Lyon.

2° Ligaments. — Le poignet a deux articulations : la *radio-cubitale inférieure* et la *radio-carpienne.*

L'articulation RADIO-CUBITALE, outre le *ligament interosseux* (L) possède le *ligament radio-cubital antérieur(i)*, faisceau fibreux qui va obliquement de l'extrémité antérieure de la cavité sigmoïde du radius à la partie correspondante de la tête du cubitus, et le *ligament radio-cubital postérieur (k)* qui joint transversalement l'extrémité postérieure du radius à la partie postérieure de l'apophyse styloïde du cubitus.

Les ligaments du POIGNET proprement dit, sont :

a) EN AVANT, le *ligament antérieur*, assez résistant, qui se divise en deux faisceaux : le faisceau radio-carpien et le faisceau cubito-carpien.

Le *faisceau radio-carpien (a)*, le plus épais, s'insère sur le bord antérieur de l'apophyse styloïde du radius, puis se divise en fibres obliques en bas et en dedans qui vont se jeter en éventail sur le semi-lunaire (D), le pyramidal (E) et le pisiforme.

Le *faisceau cubito-carpien (b)* est situé en dedans du précédent. Il est oblique de haut en bas et de dedans en dehors, s'étale aussi en éventail de la partie antérieure de l'apophyse styloïde du cubitus au semi-lunaire, au pyramidal et au grand os.

b) La FACE POSTÉRIEURE est recouverte par le *ligament postérieur (c)* moins fort que l'antérieur et qui, partant du bord postérieur de la tête du radius, va, par un trajet oblique en bas et en dehors, se fixer en grande partie sur la face postérieure du pyramidal, d'autres fibres pouvant atteindre le semi-lunaire et le grand os.

c) A la FACE INTERNE, le *ligament latéral interne*

part du sommet de l'apophyse styloïde du cubitus, puis se divise en deux faisceaux, l'un antérieur *(d)* qui s'insère sur le pisiforme, l'autre postérieur *(e)* qui s'arrête au pyramidal.

d) Sur la FACE EXTERNE, le *ligament latéral externe (g)* très court, vertical, forme un demi-cône à base inférieure, de l'apophyse styloïde du radius au côté antéro-externe du scaphoïde (C).

La synoviale (S) qui fait hernie à différents endroits, entre les ligaments, exige de minutieuses précautions pour ne pas être lésée dans les préparations du poignet.

§ 3. — DISSECTION DE L'ARTICULATION

On peut préparer l'articulation du poignet en conservant la main tout entière ou une partie seulement.

A. Conservation de la main. — Faites à la peau une incision circulaire bien nette autour de la main, à trois travers de doigt au-dessous du pli de flexion du poignet, à la naissance du pouce, et enlevez toute la peau avec le tissu cellulaire sous-cutané de la partie de la pièce située au-dessus de l'incision. Rabattez ensuite de haut en bas jusqu'à la coupe de la peau et sur les deux faces, tous les muscles qui viennent de l'avant-bras, en leur conservant une longueur d'autant plus grande qu'ils sont plus superficiels, afin de pouvoir les superposer en escalier.

Ce procédé ne donne pas une aussi jolie préparation et demande plus de temps que le suivant.

B. Ablation d'une partie de la main. — Coupez à la cisaille, mais très nettement, les cinq métacarpiens en leur milieu, ou mieux, désarticulez les cinq doigts à l'articulation métacarpo-phalangienne, ce qui donne une préparation plus nette. Enlevez la peau et le tissu cellulaire sous-cutané du moignon qui reste, ainsi que l'aponévrose palmaire à la face antérieure de la main. Avec un fort scalpel, passez en rasant les os dans les espaces intermétacarpiens, pour enlever les muscles lombricaux et interosseux, puis dénudez les métacarpiens à la rugine aussi soigneusement que possible.

1° Face antérieure. — A coups de ciseaux, enlevez le ligament annulaire antérieur du carpe. En dedans, disséquez le *cubital antérieur* jusqu'à son insertion sur le pisiforme et coupez-le à 3 centimètres de cet os. Enlevez complètement le *petit palmaire*. Fendant alors la gouttière ostéo-fibreuse du carpe, enlevez en dedans et en dehors sa partie fibreuse aux ciseaux et arrachez les *fléchisseurs superficiel* et *profond*.

Avec le scalpel, enlevez les muscles des éminences thénar et hypothénar, ce qui permettra d'isoler le muscle *grand palmaire* vers la partie externe de la préparation et de poursuivre péniblement son tendon, à la pointe des ciseaux, jusqu'à son insertion inférieure, à la partie supérieure de la face antérieure du deuxième métacarpien, en fendant sa gaine ostéo-fibreuse.

A la partie supérieure de la préparation, débarrassez le *carré pronateur* de son aponévrose, fendez-le en deux suivant sa hauteur et en son milieu ; puis rabattez les deux volets ainsi formés, l'un en dedans, l'autre en dehors. On peut dénuder à la rugine la face antérieure du radius et une certaine quantité du cubitus, en ménageant le ligament interosseux. Plus bas, en enlevant la graisse et l'aponévrose profonde, on peut arriver sur les ligaments.

Ceux-ci sont profonds et difficiles à trouver. Enlevez pour cela soigneusement et doucement le tissu graisseux qui est plus ou moins jaunâtre et résiste peu à la traction des pinces, jusqu'à ce que vous puissiez distinguer et nettoyer des fibres nacrées ayant une orientation quelconque. On arrive ainsi à isoler avec peine des faisceaux fibreux, les uns dirigés de haut en bas et de dehors en dedans, du radius au carpe, et qui forment le *ligament radio-carpien;* les autres partant du cubitus, dirigés de haut en bas et de dedans en dehors, et qui sont le *ligament cubito-carpien.* Celui-ci est moins visible que le faisceau radio-carpien, ses fibres sont plus profondément situées, et leur partie inférieure est en grande partie recouverte par lui.

2° Face postérieure. — Enlevez le ligament annulaire postérieur du carpe et tous les muscles *extenseurs commun* et *propres.* Avec la pointe des ciseaux, pénétrez dans la gouttière des *radiaux*, à la partie externe, et dégagez ces muscles en les rabattant jusqu'à leur insertion, à la base du deuxième métacarpien pour le *premier radial externe (b)*, à la base du troisième métacarpien pour le *deuxième radial (d)* et n'en laissez que 3 centimètres environ.

Un peu plus en dehors, sur le bord externe du radius, disséquez péniblement le tendon du *long supi-*

nateur qui s'insère à l'extrémité de l'apophyse styloïde et coupez-le à 3 centimètres. En dedans, isolez ensuite le *cubital postérieur*, suivez-le en fendant sa gaine jusqu'à son insertion sur l'extrémité supérieure du cinquième métacarpien et raccourcissez-le comme les autres.

En soulevant ce dernier muscle, on aperçoit la synoviale faisant hernie à travers les solutions de continuité du ligament postérieur, ou même par transparence à travers ce ligament. Disséquez doucement en suivant la direction du ligament postérieur qui va de haut en bas et de dehors en dedans. En tirant avec la pince sur les tissus qui recouvrent encore la synoviale, on voit mieux la direction des fibres ligamenteuses que ces tractions mettent en relief.

Profondément, il est facile d'isoler un fort trousseau fibreux qui va obliquement du cubitus au radius, c'est le *ligament radio-cubital postérieur*.

3° **Face interne.** — En partant de l'apophyse styloïde du cubitus, creusez profondément et vous trouverez un ligament épais qui s'enfonce d'abord et se relève ensuite pour aller s'insérer d'une part au pisiforme où il se confond avec les insertions du cubital antérieur, d'autre part au pyramidal par un deuxième faisceau. La synoviale fait en général un bourrelet saillant entre les deux faisceaux de ce *ligament latéral interne* et un autre en arrière du faisceau postérieur.

4° **Face externe.** — Au dessous du tendon du long supinateur que nous retrouvons ici et le continuant en quelque sorte, nous découvrons, enfouies entre deux hernies postéro-externe et antéro-interne de la synoviale, des fibres courtes mais épaisses allant de l'apophyse styloïde du radius au côté antéro-externe du scaphoïde, c'est le *ligament latéral externe*. Ses fibres les plus antérieures se continuent avec le faisceau radiocarpien du ligament antérieur.

Ruginez maintenant toute la face postérieure du radius et du cubitus, en ménageant le *ligament interosseux* dont vous achevez la dissection aux ciseaux, et tracez à la pointe du scalpel, sur les deux os, les limites des insertions ligamenteuses. Achevez d'enlever sur les faces antérieure et postérieure du carpe, les tractus cellulo-adipeux, de façon à mettre à nu les *ligaments carpo-carpiens* et *carpo-métacarpiens*, sans les séparer cependant, puisqu'ils ne font pas partie de l'articulation du poignet. Avec des ciseaux fins, terminez la toilette des métacarpiens en coupant entre eux, à leur naissance, les muscles qui ont résisté au scalpel ; maintenez avec des épingles les tendons que vous avez dû conserver : en arrière, le *long supinateur*, le *cubital postérieur*, les *deux radiaux externes ;* en avant, les insertions du *carré pronateur*, le *cubital antérieur*, le *long abducteur du pouce* et le *grand palmaire*.

CHAPITRE V

ARTICULATION COXO-FÉMORALE

Pour enlever rapidement à un sujet entier la partie nécessaire à la préparation de l'articulation de la hanche :

1° Amputez le membre inférieur à quatre travers de doigt au-dessous de la naissance de la cuisse à la partie interne.

2° Sectionnez la peau un peu en dehors de la ligne médiane, sur la branche horizontale du pubis du côté à enlever, et rabattez sur le côté opposé les organes génitaux externes, jusqu'à découvrir entre les deux épines du pubis le ligament interosseux que vous coupez avec un fort scalpel.

3° Si le sujet n'est pas autopsié, décrivez avec la pointe du scalpel une ligne courbe allant de l'épine iliaque antéro-supérieure au pubis en suivant l'arcade de Fallope, et coupez successivement la peau et le tissu cellulaire sous-cutané, le grand oblique et le grand droit, le petit oblique, le transverse avec leurs aponévroses jusqu'au péritoine.

Si le sujet a été autopsié, cette première partie de l'opération est effectuée ordinairement. Suivez alors d'avant en arrière et le plus loin possible le bord supérieur de l'os coxal et sectionnez tout ce qui s'y insère : grand oblique, petit oblique, transverse; plus en arrière, le grand dorsal et enfin le carré des lombes et le psoas près de la colonne vertébrale.

4° Enfoncez votre index profondément dans la fosse iliaque en suivant le bord postérieur de l'os, pour reconnaître la grande échancure sciatique ; faites passer un trait de scie partant du bord supérieur de l'os coxal, à 12 centimètres environ en arrière de l'épine iliaque antéro-supérieure et allant à la partie la plus élevée de l'échancrure sciatique repérée ; l'opération est facile. Appuyez ensuite fortement sur l'os iliaque pour le faire basculer en arrière et le luxer ; enfin, pour détacher le moignon, en arrière, coupez tous les muscles postérieurs de la fesse ; en avant, suivez le plus près possible de l'os, le bord interne du pubis et de l'ischion. Ce procédé empêche sur un sujet non autopsié de crever la vessie ou le rectum, accident toujours désagréable.

§ 1. — Injection

L'articulation de la hanche peut être injectée par le fémur ou par l'os coxal.

1° Injection par le fémur. — Ce procédé ne peut guère être cité et décrit qu'à titre de curiosité. Il est en effet très difficile d'atteindre la cavité articulaire après un trajet de 9 à 10 centimètres à travers le grand trochanter, le col et la tête du fémur, sans qu'une déviation minime de la pointe de la ville ne produise une fausse route et une lésion de la synoviale. Voici d'ailleurs la technique du procédé.

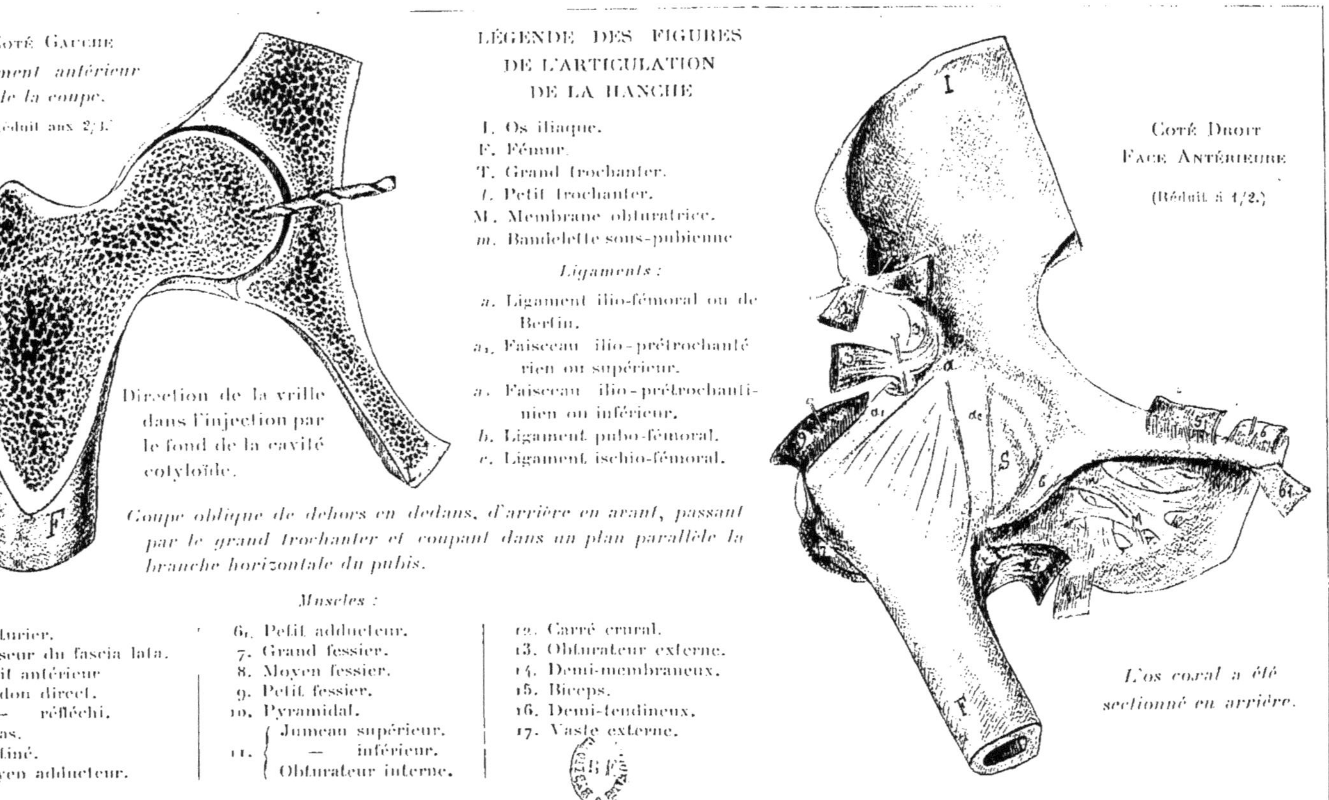

Coté Gauche
Segment antérieur de la coupe.
(Réduit aux 2/3.)

Direction de la vrille dans l'injection par le fond de la cavité cotyloïde.

Coté Droit
Face Antérieure
(Réduit à 1/2.)

L'os coxal a été sectionné en arrière.

LÉGENDE DES FIGURES DE L'ARTICULATION DE LA HANCHE

I. Os iliaque.
F. Fémur.
T. Grand trochanter.
t. Petit trochanter.
M. Membrane obturatrice.
m. Bandelette sous-pubienne.

Ligaments :

a. Ligament ilio-fémoral ou de Bertin.
a_1. Faisceau ilio-prétrochantérien ou supérieur.
a_2. Faisceau ilio-prétrochantinien ou inférieur.
b. Ligament pubo-fémoral.
c. Ligament ischio-fémoral.

Coupe oblique de dehors en dedans, d'arrière en avant, passant par le grand trochanter et coupant dans un plan parallèle la branche horizontale du pubis.

Muscles :

1. Couturier.
2. Tenseur du fascia lata.
3. Droit antérieur.
3_1. Tendon direct.
3_2. — réfléchi.
4. Psoas.
5. Pectiné.
6 Moyen adducteur.
6_1. Petit adducteur.
7. Grand fessier.
8. Moyen fessier.
9. Petit fessier.
10. Pyramidal.
11. { Jumeau supérieur. / — inférieur. / Obturateur interne.
12. Carré crural.
13. Obturateur externe.
14. Demi-membraneux.
15. Biceps.
16. Demi-tendineux.
17. Vaste externe.

Préparé et dessiné d'après nature par L. [illegible]

Laboratoire d'Anatomie de la Faculté de Médecine de Lyon.

Il faut, à la partie externe de la cuisse, reconnaître le massif osseux du grand trochanter, inciser vigoureusement en son milieu et suivant sa longueur la peau et les tissus jusqu'à l'os ; enfoncer la vrille à 4 centimètres du sommet du trochanter dans la direction de l'axe du col du fémur, faisant un angle de 130 degrés environ avec la direction de la cuisse. L'instrument sera engagé de 9 ou 10 centimètres avant que l'on sente frotter sa pointe contre la cavité cotyloïde. On ne doit pas attendre ici que le fémur soit fixé, car on risquerait trop de traverser la paroi de la cavité cotyloïde si mince en certains points.

Une autre cause d'insuccès à signaler est le passage de la vrille à travers le ligament rond, qui peut boucher le canal après la sortie de l'instrument et empêcher l'injection.

2° Injection par l'os coxal. — Sur la pièce enlevée au sujet, détachez avec le scalpel, à la face interne, les insertions supérieures de l'obturateur interne. Vous dénudez ainsi au-dessous de la ligne innominée une surface plane sur laquelle on doit déterminer un point situé à 6 ou 7 centimètres en dehors et en arrière de la symphyse du pubis et à 1 cm. 1/2 au-dessous et en dedans de la ligne innominée. On peut encore prendre comme point de repère le milieu d'une ligne qui joindrait le rebord osseux interne de la gouttière sous-pubienne au sommet de la grande échancrure sciatique. C'est là que la vrille doit être enfoncée pour pénétrer dans la cavité cotyloïde à côté du ligament rond et non à travers ses fibres. Saisissant à pleine main le trochanter et le col du fémur pour en fixer l'orientation à travers les téguments, dirigez la vrille comme pour vous percer la paume de la main. D'ailleurs, cette direction est perpendiculaire au plan de l'os iliaque servant de fond à la cavité cotyloïde. L'os n'est pas dur, son épaisseur moyenne est de 1 à 1 cm. 1/2, le fémur est donc bientôt immobilisé.

Pour l'injection, il faut placer la pièce de manière que le fémur soit libre de se fléchir quand le suif pénétrera dans la cavité articulaire, dont la capacité très variable est en moyenne de 50 centimètres cubes.

§ 2. — Résumé anatomique

1° Muscles. — L'articulation de la hanche est profondément enfoncée sous des muscles nombreux et puissants qu'il faut bien connaître pour pouvoir les dégager.

a) A la face antérieure, nous trouvons superficiellement le *couturier* (1) et en dehors de lui le *tenseur du fascia lata* (2) qui partent tous deux de l'épine iliaque antéro-supérieure; en dessous, le *droit antérieur* (3) qui s'insère par son tendon direct (3_1) à l'épine iliaque antéro-inférieure et par son tendon réfléchi (3_2) au rebord supérieur du sourcil cotyloïdien; le *psoas-iliaque* (4) qui traverse seulement la face antérieure pour aller en arrière et en dedans au petit trochanter; le *pectiné* (5) qui recouvre directement la capsule articulaire et va du pubis à la crête qui s'étend de la ligne âpre au petit trochanter; sur le pubis, le *moyen* (6) et le *petit adducteur*, et, à l'extrémité antéro-interne du pubis, le *droit interne* et le *grand adducteur*.

b) A la FACE POSTÉRIEURE, le muscle le plus superficiel et le plus volumineux est le *grand fessier* (7) qui, d'une longue ligne d'insertions supérieures sur l'os coxal et le sacrum, va s'attacher du grand trochanter à la ligne âpre sur une crête qui est la bifurcation externe de cette ligne. Au-dessous sont : le *moyen fessier* (8) qui va de l'os iliaque à la ligne oblique du grand trochanter et sur sa face externe; le *petit fessier* (9) qui, de la fosse iliaque externe, se rend au bord antérieur et supérieur du grand trochanter.

Les muscles pelvi-trochantériens forment la couche profonde; ce sont, de haut en bas : le *pyramidal* (10), qui part de la face antérieure du sacrum et va se fixer par un tendon arrondi sur la partie moyenne du bord supérieur du grand trochanter; les *jumeaux supérieur* et *inférieur* (11) qui, nés, l'un sur la face externe de l'épine sciatique, l'autre sur la tubérosité de l'ischion, vont se joindre de chaque côté au tendon de l'*obturateur interne* (11). Ce dernier vient lui-même de la face endo-pelvienne de la membrane obturatrice et de son pourtour osseux et va se fixer à la partie la plus élevée de la cavité digitale du grand trochanter. Au-dessous, le *carré crural*, inséré d'une part en dedans de la tubérosité ischiatique (12), et de l'autre au fémur en dehors de la crête inter-trochantérienne, cache le tendon de l'*obturateur externe* (13) qui, venu de la face extérieure de la membrane obturatrice, arrive au fond de la cavité digitale.

Citons enfin pour mémoire le *demi-membraneux*

(14), le *biceps* (15) et le *demi-tendineux* (16), insérés sur la tubérosité de l'ischion et dont la dissection peut nous intéresser.

2° **Ligaments.** — La capsule articulaire de la hanche est très épaisse et forme autour de l'article un manchon fibreux ininterrompu. Elle est formée de fibres à directions différentes, mais dont les superficielles, que la dissection doit découvrir, sont longitudinales. Elle est renforcée par des trousseaux fibreux ou ligaments.

a) Il y en a deux à la FACE ANTÉRIEURE :

1° Le *ligament ilio-fémoral* ou de BERTIN *(a)*, appelé aussi *ligament en Y de* BIGELOW, naît au-dessous du tendon du droit antérieur et se divise ensuite en deux faisceaux, le faisceau *ilio-prétrochantérien supérieur* (a_1), presque horizontal, qui va sur le grand trochanter au-dessous du tendon du petit fessier, et le faisceau *ilio-prétrochantinien inférieur* (a_2) qui descend obliquement en se tordant un peu sur son axe jusque près du petit trochanter.

2° Le *ligament pubo-fémoral (b)* naît en des points différents sur l'éminence ilio-pectinée, la crête pectinéale, ou le pubis et va s'insérer vers la région inféro-interne de la face antérieure, vers le petit trochanter.

La réunion de ces deux ligaments forme, comme l'a dit WELCKER un N majuscule couché sur la face antérieure de l'article.

b) A la FACE POSTÉRIEURE est le *ligament ischio-fémoral*, moins net que les autres. Il va de la gouttière

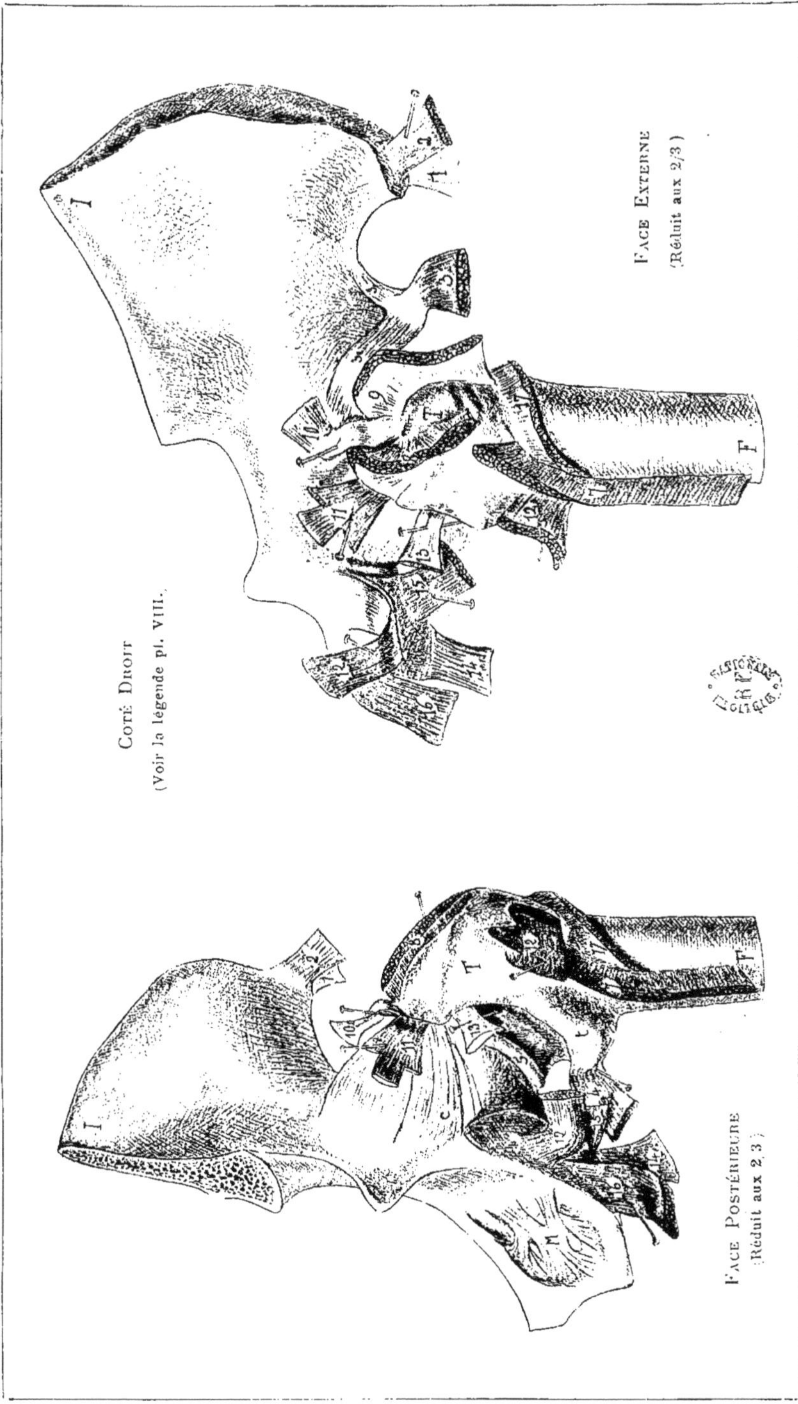

Préparé et dessiné d'après nature
par L. J[illegible].

Laboratoire d'Anatomie de la Faculté
de Médecine de Lyon.

sous-cotyloïdienne, en bas de la région, obliquement en dehors et en haut, pour se terminer sur le bord antérieur de la cavité digitale du grand trochanter.

Mentionnons, comme ligament propre à l'os coxal, la *membrane obturatrice* (M) que nous devons conserver. Elle s'insère sur les bords du trou obturateur et donne des expansions fibreuses à formes variées et entre-croisées. L'une d'elles plus constante et plus forte a reçu le nom de *bandelette sous-pubienne (m)*. Elle est située sur la face exopelvienne de la membrane et part de la saillie osseuse qui forme le bord supérieur de l'échancrure ischio-pubienne pour se terminer en dehors, tantôt sur la membrane elle-même, tantôt à la fois sur celle-ci et sur le pubis.

§ 3. — Dissection de l'articulation

1° Face antérieure. — La peau et le tissu cellulaire sous-cutané supprimés, enlevez tout d'abord le paquet vasculo-nerveux et les ganglions, puis disséquez de bas en haut le muscle *couturier* jusqu'à son insertion à l'os iliaque près de laquelle vous pouvez le couper. En enlevant à grands coups de ciseaux la graisse et les fragments d'aponévrose qui cachent les parties sous-jacentes, on trouve une masse musculaire dont les fibres obliques de haut en bas et de dehors en dedans se dégagent sous l'arcade de Fallope ; c'est le *psoas iliaque*. Pour le disséquer, il faut d'abord couper l'arcade à ses deux extrémités sur l'épine iliaque et sur le pubis. Cela fait, plus rien n'empêche de détacher le muscle de ses insertions dans la fosse iliaque et de le rabattre vers le bas, en respectant la synoviale qui lui est sous-jacente, au-dessous du rebord de l'os iliaque.

Quand vous aurez coupé par le milieu le muscle *pectiné* dont vous garderez l'insertion pubienne, prenez la rugine et raclez vigoureusement la partie supérieure de la fosse iliaque interne, puis coupez aux ciseaux tous les muscles qui s'insèrent sur le bord interne de la crête iliaque et arrachez-en le périoste, ici très adhérent, avec une rugine concave.

Remontez le *droit antérieur* ou du moins son tendon direct, vers son insertion sur l'épine iliaque antéro-inférieure et coupez-le à 4 centimètres. Il reste à la partie externe de la préparation, le *tenseur du fascia lata* qu'il faut poursuivre jusqu'à son insertion à l'épine iliaque antéro-supérieure et couper à la longueur du couturier.

2° Face interne. — Le *droit interne* et le *grand adducteur* séparés, supprimez les insertions fémorales du *petit* et du *moyen adducteurs*, isolez le reste de ces muscles jusqu'à leur insertion pubienne et coupez-les à 3 centimètres de l'os. Coupez aussi avec les ciseaux à 2 centimètres de l'os, en commençant par le bas, les insertions du *vaste externe* enroulé autour du fémur.

3° Face postérieure. — Après avoir dessiné au scalpel un large trait parallèle au rebord postérieur de l'os iliaque, coupez les insertions du *grand fessier* par petits coups successifs, jusqu'à ce que vous arriviez à une aponévrose nacrée qui sépare ce muscle du moyen fessier. Détachez de cette aponévrose et rabattez vers le bas la masse musculaire que vous tenez. Vous ouvrez bientôt une large bourse séreuse, celle du grand fessier, qui n'est pas loin de l'insertion inférieure du muscle. Coupez-le à 3 ou 4 centimètres du fémur en faisant une sorte de bandelette oblique postérieurement.

Détachez le *moyen fessier* de ses insertions iliaques et rabattez-le vers le grand trochanter, à 3 centimètres duquel vous le coupez en éventail. Au-dessous du moyen fessier est le *pyramidal*, libre de ses insertions au bassin. Suivez-le vers son insertion dans la cavité digitale, et décapitez-le après l'avoir dénudé le plus loin possible. Partant de l'épine sciatique, vous trouvez maintenant le *jumeau supérieur* que vous isolez jusqu'à sa jonction avec l'obturateur interne.

Le *petit fessier* reste seul adhérent à la fosse iliaque externe, vers sa partie antérieure ; décollez-le et coupez-le à 2 centimètres du bord supérieur du grand trochanter, mais sans perdre de vue qu'à sa partie postéro-externe, il touche la synoviale articulaire. Avec la rugine, dépouillez toute la fosse iliaque externe, en ayant soin de ménager en avant, sur le bord supérieur du sourcil cotyloïdien, le *tendon réfléchi* du *droit antérieur*. Achevez d'enlever de la crête iliaque les insertions musculaires supprimées déjà sur le bord interne, opération pénible à cause des adhérences solides des muscles avec le périoste en cet endroit.

A la face inférieure de la préparation, le *biceps*, le *demi-tendineux* et le *demi-membraneux* adhérent à l'ischion ; il faut les disséquer et les couper à 3 centimètres. Vous pouvez même, si vous le voulez, les enlever complètement.

Le long du pubis et en avant, traitez le *droit interne* comme les autres, si vous n'avez pu le faire par la face interne. Quant au *grand adducteur*, vous pouvez le supprimer ou lui conserver ses insertions supérieures.

Il ne reste plus que les deux *obturateurs*. Détachez l'*externe* de ses insertions au pourtour du trou obturateur en ménageant la membrane obturatrice. Il vaut mieux, pour cela, couper le muscle en deux pour pouvoir soulever et enlever aux ciseaux les fibres musculaires, sans craindre d'entamer la membrane. Agissez de même pour l'*obturateur interne*, en veillant encore à la membrane qui est ici d'ailleurs plus à découvert, et refoulez son tendon flanqué des deux jumeaux, au-dessous de la petite échancrure sciatique. Le *jumeau supérieur* a déjà été libéré, le *jumeau inférieur* doit être séparé maintenant de son insertion ischiatique. Poursuivez la dissection du tendon commun jusqu'au fond de la cavité digitale et coupez-le à une longueur de 3 centimètres.

Faites subir le même sort au tendon de l'*obturateur externe*, après avoir divisé en deux parties le *carré crural* dont vous gardez une certaine quantité sur l'ischion et sur le fémur.

Tous les muscles à conserver autour de l'articulation sont ainsi séparés ; il reste à les nettoyer le mieux possible, à réduire leurs insertions et à les recouper s'il y a lieu.

4° Membrane obturatrice et capsule articulaire. — La *membrane obturatrice* n'est pas indispensable dans la préparation de la hanche, mais elle lui donne plus de valeur. Enlevez tous les paquets graisseux insinués entre les trousseaux fibreux de la membrane qui est parfois le siège d'un grand nombre de petites perforations. Sur le côté de l'obturateur interne, on est obligé de creuser profondément, mais on doit ménager la *bandelette sous-pubienne.*

On peut achever maintenant la dissection du *droit antérieur* dont le tendon direct, seul, a été suivi. En soulevant le muscle, nettoyez le tendon réfléchi jusqu'au sourcil cotyloïdien en enlevant un paquet graisseux situé dans le V formé par l'écartement des deux tendons.

La face antérieure de la *capsule articulaire* est presque disséquée. En quelques coups de ciseaux dans le sens des fibres, elle est nettoyée et nous distinguons nettement, à la partie supérieure, deux renforcements fibreux partant de l'os iliaque au-dessous du tendon du droit antérieur, l'un presque horizontal, l'autre moins visible et oblique en bas et en dehors. Ils forment le *ligament en Y de* BIGELOW ou *ligament de* BERTIN, qui, avec le *ligament pubo-fémoral,* plus inférieur, représente exactement l'N indiqué précédemment.

On peut ruginer complètement la face interne de l'os coxal, ainsi que le fémur, en dehors des insertions musculaires à conserver. Puis, avec de fins ciseaux, isolez, aussi loin que possible, les tendons de la cavité digitale, le *ligament ischio-fémoral*, renforcement postérieur de la capsule ; enfin, nettoyez un bourrelet synovial situé profondément entre les deux trochanters et ruginez la crête inter-trochantérienne.

Vous pouvez terminer en vous occupant des insertions musculaires de l'ischion et en piquant quelques épingles pour maintenir les muscles.

CHAPITRE VI

ARTICULATION DU GENOU

Coupez la jambe à un travers de main au-dessous de la rotule, et la cuisse à la même distance au-dessus, et vous obtenez ainsi un moignon de 20 centimètres de long.

§ 1. — Injection

Injection à travers la rotule. — L'articulation du genou est facilement accessible par sa face antérieure ; aussi c'est seulement à travers la rotule qu'on doit pratiquer l'injection de la synoviale.

Faites donc sur la face antérieure de la rotule deux incisions, l'une verticale, l'autre transversale, se coupant à angle droit au milieu de l'os et abattez les oreilles de la croix ainsi obtenue pour donner du jour. Dénudez au scalpel le centre de la rotule où vous appliquerez la vrille. L'os est très dur, mais aussi très mobile, et il se déplace facilement, latéralement, sous la pression de la vrille ; il faut donc le maintenir avec le pouce et l'index d'une main, en l'appuyant fortement sur le fémur. La pointe de la vrille vient généralement buter sur le condyle fémoral, si le membre est dans l'extension et si l'instrument a pénétré perpendiculairement au plan de la rotule. A la suite d'une légère flexion articulaire ou d'une direction oblique en bas de la vrille, celle-ci peut glisser le long des condyles, traverser les ligaments croisés et même aller traverser la partie postérieure de la synoviale, si l'on attend l'immobilisation de l'article pour s'arrêter. Pour éviter cet accident que nous avons vu se produire, il suffit de se rappeler que l'épaisseur de la rotule ne dépasse pas 2 centimètres et que l'on doit s'arrêter quand la pointe de l'instrument a pénétré de 3 centimètres. Vous êtes certainement alors dans l'intérieur de la cavité articulaire.

Injectez comme d'habitude, en appuyant le moignon sur une des faces latérales, pour permettre la flexion des leviers articulaires. Ce qui frappe le plus dans cette opération, c'est le gonflement énorme du cul-de-sac supérieur de la synoviale, qui fait sous la peau, au-dessus de la rotule, une saillie en fer à cheval. Il ne faut donc pas trop forcer l'injection, de peur de faire éclater la synoviale.

La capacité moyenne de l'articulation du genou est de 90 centimètres cubes, mais avec des variations considérables de 20 centimètres cubes, en plus ou en moins, liées à des influences pathologiques antérieures (hydarthroses..., etc.)

§ 2. — Résumé anatomique

L'articulation du genou est recouverte par la peau, le tissu cellulaire sous-cutané abondant surtout à la

Côté Droit

Coupe sagittale. Segment externe de la coupe.

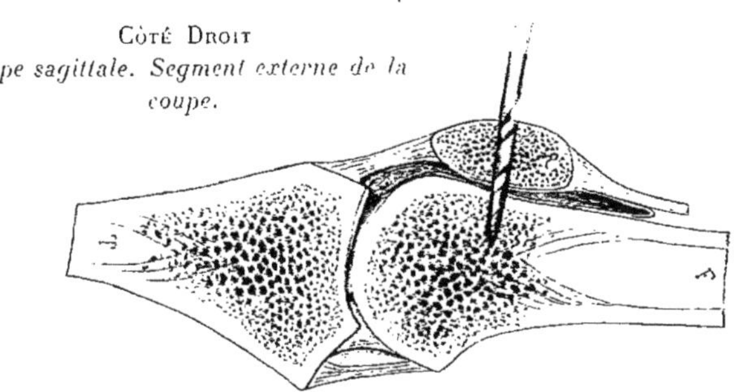

Direction de la vrille dans l'injection de l'article par la rotule.

(Réduit aux 2/3.)

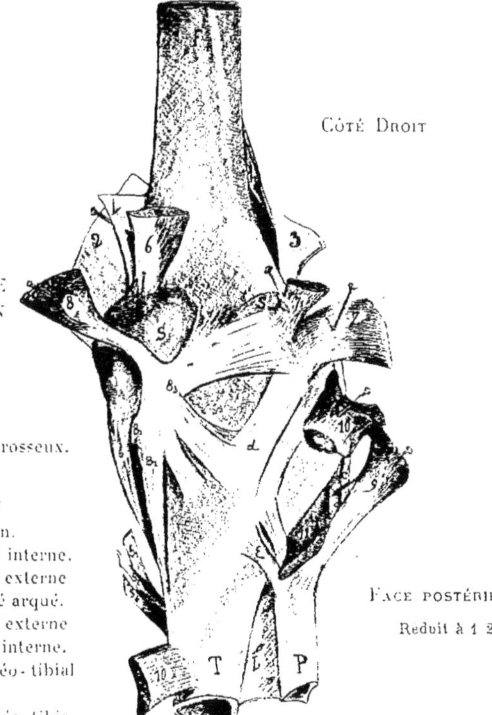

Côté Droit

Face postérieure

Réduit à 1/2.

LÉGENDE DES FIGURES DE L'ARTICULATION DU GENOU

F. Fémur.
T. Tibia.
P. Péroné.
L. Ligament interosseux.
S. Synoviale.

Ligaments :

a. Ligament rotulien.
b. Ligament latéral interne.
c. Ligament latéral externe.
d. Ligament poplité arqué.
e. Aileron rotulien externe.
k. Aileron rotulien interne.
γ. Ligament péronéo-tibial antérieur.
ε. Ligament péronéo-tibial postérieur.

Muscles :

1. Tendon du droit antérieur.
1_1 M. tenseur de la synoviale.
2. Vaste interne.
3. — externe.
4. Grand adducteur.
5. Tendon de la patte d'oie.
5_1 Couturier.
5_2 Demi-tendineux.
5_3 Droit interne.
6. Jumeau interne.
7. Jumeau externe.
7_1 Plantaire grêle.
8. Demi-membraneux.
8_1 Tendon antérieur.
8_2 — direct.
8_3 — récurrent.
9. Biceps.
10. Poplité.
11. Soléaire.

Préparé et dessiné d'après nature par L. JULLIE.

Laboratoire d'Anatomie de la Faculté de Médecine de Lyon.

partie postérieure, une aponévrose résistante, des muscles et des ligaments.

1° Muscles. — *a)* A la FACE ANTÉRIEURE, le *quadriceps crural* vient se jeter sur le contour supérieur et les bords de la rotule (R), et son tendon se continue jusqu'au tubercule antérieur du tibia (T) par le tendon rotulien *(a)*. Ce muscle comprend, sur la ligne médiane le *droit antérieur* (1) et, au-dessous de lui, un dédoublement de ses fibres musculaires insérées au cul-de-sac supérieur de la synoviale et formant le muscle *tenseur de la synoviale* (1_1), enfin le *vaste interne* (2) en dedans, le *vaste externe* (3) en dehors.

b) La FACE POSTÉRIEURE est recouverte par un grand nombre de muscles formant par leurs croisements le *losange poplité*. Ce sont, en haut et en dehors, le *biceps crural* (9) qui va s'insérer au sommet de la tête du péroné (P) et appartient, pour la dissection, à la face externe; en haut et en dedans, le *demi-membraneux* (8) avec ses trois tendons *direct* (8_2), *antérieur* (8_1) *et réfléchi* (8_3), ce dernier constituant presque à lui seul le ligament postérieur de l'articulation; en dehors et en bas, le *jumeau externe* (7), le *plantaire grêle* (7_1) et le *poplité* (10) qui s'insèrent sur le condyle externe; en dedans et en bas, le *jumeau interne* (6) qui prend naissance sur le condyle interne.

c) A la FACE INTERNE, les trois muscles *couturier* (5_1), *demi-tendineux* (5_2) et *droit interne* (5_3) s'insèrent sur la face interne du plateau tibial et forment par leur réunion le tendon de la *patte d'oie* (5). Le tendon inférieur du *grand adducteur* (4) vient prendre son origine au côté interne du condyle fémoral, sur un *tubercule* osseux qui porte le nom de tubercule du *grand adducteur*.

2° Capsule et ligaments. — La capsule articulaire forme autour de l'article un manchon inséré d'une part au fémur, de l'autre au tibia, mais adhérent en outre, au niveau de l'interligne, à la circonférence externe des *ménisques fibro-cartilagineux inter-articulaires*, ce qui lui donne une certaine forme de sablier, lorsqu'elle est distendue par l'injection. Cette capsule présente des solutions de continuité, par où s'échappent des prolongements synoviaux, dont le plus important forme le *cul-de-sac supérieur* ou *sous-tricipital*. Elle donne aussi généralement une bourse séreuse au muscle poplité et une autre au jumeau interne.

a) La FACE ANTÉRIEURE présente seulement le *ligament rotulien (a)* qui est en somme le tendon d'attache du triceps fémoral, comprenant dans son épaisseur un os sésamoïde, la rotule. Ce ligament couvre en arrière le *paquet adipeux antérieur* du genou qui comble l'espace compris entre les condyles et le tubercule antérieur du tibia.

b) A la FACE POSTÉRIEURE, le principal ligament est formé par le *tendon récurrent du demi-membraneux* (8_3) qui s'étale en éventail sur la face postérieure des condyles fémoraux. On trouve encore quelques trousseaux ligamenteux spéciaux, sans forme ni orientation fixe, généralement cependant verticaux ou obliques. L'un d'eux est plus constant ; il va du tibia et parfois aussi du péroné, au condyle externe, en suivant un trajet plus ou moins direct, c'est le *ligament poplité arqué* des Allemands *(d)*. La partie postérieure de la capsule est donc percée de nombreux orifices comblés par des bourrelets graisseux qui forment le *paquet adipeux postérieur* du genou.

c) Sur la FACE INTERNE, on trouve un ligament aplati et rubané, qui s'insère sur le condyle interne au-dessous du tubercule du grand adducteur et descend en se portant un peu en avant pour s'insérer au côté interne du plateau tibial : c'est le *ligament latéral interne (b)*. Il est rejoint vers l'arrière, sur toute sa hauteur, par une série de fibres parallèles partant du ménisque et formant ce qu'on appelle l'*expansion postérieure du ligament latéral interne*. Cette expansion donne au ligament la forme d'un triangle à sommet postérieur très obtus, dont la base très longue est le bord antérieur du ligament.

Un peu au-dessus de l'insertion supérieure du ligament latéral interne est celle de l'*aileron interne de la rotule (k)*, sorte d'éventail fibreux, à sommet postérieur, allant jusqu'au bord interne de la rotule. C'est une mince lame nacrée, à fibres rayonnantes avec des épaississements très nets. Il est toujours très visible.

d) A la FACE EXTERNE, le *ligament latéral externe (e)*, cordon aplati, solide, est moins long que l'interne (5 ou 6 centimètres au lieu de 10). Inséré en haut à la tubérosité du condyle externe du fémur, il descend en obliquant légèrement en arrière et se fixe à la tête du péroné, un peu en avant de l'apophyse styloïde de cet os. Il est enveloppé à cet endroit par le tendon du biceps. Du même point supérieur d'insertion part généralement un second ligament à direction perpendiculaire au premier, qui va s'insérer en avant sur le bord externe de la rotule ; c'est l'*aileron externe (e)*. Analogue comme forme et disposition à l'aileron interne, il est cependant beaucoup plus court, moins large, moins net, et moins facile à isoler.

e) LIGAMENTS DE L'ARTICULATION PÉRONÉO-TIBIALE SUPÉRIEURE. — A part le ligament interosseux (L), on trouve : en avant, le *ligament péronéo-tibial antérieur* (γ) oblique de haut en bas, de dedans en dehors et d'avant en arrière, allant du bord externe du plateau tibial au bord antéro-externe de la tête du péroné ; en arrière, le *ligament péronéo-tibial postérieur* (ε) oblique de haut en bas et de dedans en dehors, allant du tibia à la face postéro-interne de la tête du péroné.

§ 3. — DISSECTION DE L'ARTICLE

Enlevez la peau en respectant les muscles de la patte d'oie qui lui sont adhérents, débarrassez-vous du tissu cellulaire sous-cutané et attaquez l'article par sa face postérieure.

1° Face postérieure. — Enlevez l'aponévrose superficielle et dégagez les muscles de la partie supérieure du losange poplité en supprimant, à grands coups de ciseaux, la graisse qui les sépare et le paquet vasculo-nerveux. Rabattez ainsi le *biceps* en dehors vers son insertion inférieure péronière et coupez-le à 5 centimètres. Traitez de même successivement, en les rabat-

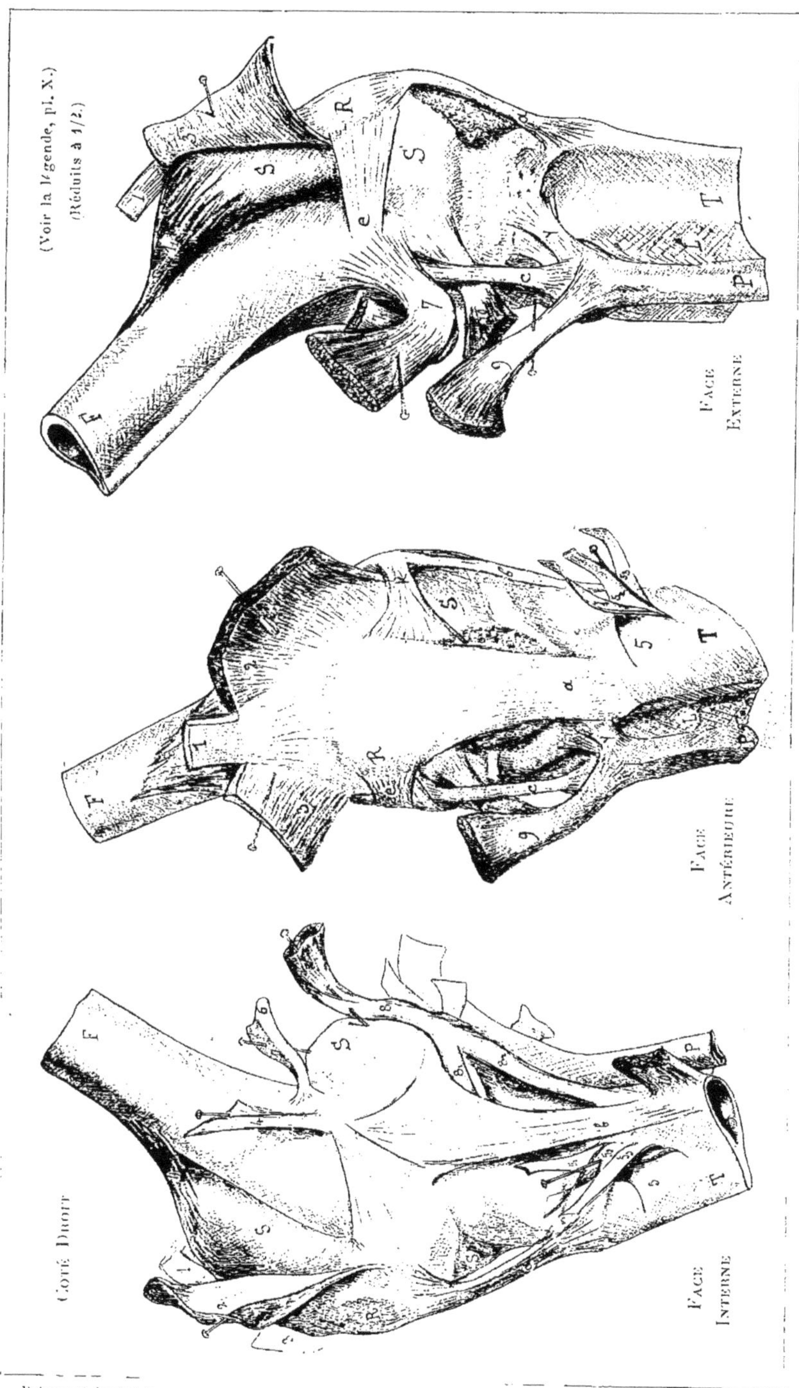

Préparé et dessiné d'après nature par L. [illegible].

Laboratoire d'Anatomie de la Faculté de Médecine de Lyon.

tant en dedans, le *couturier* qui est superficiel, puis le *droit interne*, le *demi-tendineux*, enfin le *demi-membraneux*.

Passez aux muscles de la partie inférieure du losange poplité. Séparez, avec les doigts et le manche du scalpel, le *jumeau interne* en dedans, du *jumeau externe* et du *plantaire grêle* en dehors. Enlevez ce qui reste du paquet vasculo-nerveux jusqu'à l'endroit où l'artère poplitée traverse l'anneau du soléaire et coupez, en les remontant autant que possible, les jumeaux à quelques centimètres de leur insertion respective. Vous apercevez alors le muscle *poplité*, oblique de bas en haut et de dedans en dehors, recouvert par une mince aponévrose adhérente, que vous enlèverez aux ciseaux, en disséquant de droite à gauche et suivant le sens des fibres. Pour vous donner du jour, vous pouvez, au préalable, détacher le soléaire de ses insertions. Coupez en deux le poplité et rabattez ses deux chefs l'un en bas, l'autre en haut, en réduisant au minimum leurs insertions tibiale et péronière ; mais ayez soin de ne pas crever, à la face profonde, la bourse séreuse poplitée qui communique généralement avec la synoviale articulaire. Enfin nettoyez à la rugine toute la partie osseuse libre sur la face postérieure du fémur, du tibia et du péroné.

Complétons maintenant la dissection des muscles de la partie supérieure du losange poplité : enlevez le plus possible l'énorme masse de tissu cellulo-adipeux du creux poplité. A mesure que ce travail avance, vous voyez d'abord la saillie des deux condyles du fémur entourés par la capsule articulaire ; puis, en tirant sur le demi-membraneux, on devine bientôt son *tendon récurrent* qui monte obliquement de dedans en dehors et forme une sorte de bandelette en éventail dirigée vers le condyle externe ; enfin, vous dénuderez des ligaments verticaux ou obliques, particulièrement le *ligament poplité arqué*, et au-dessous de ces ligaments, vous isolerez facilement un ou deux forts trousseaux fibreux, obliques du péroné au tibia, qui forment le ligament *péronéo-tibial postérieur*.

En exerçant de nouvelles tractions sur le demi-membraneux, vous devinez son *tendon direct* qui continue le trajet du muscle derrière le bord interne du tibia et qu'il est facile d'isoler. Sur le même plan et en avant, vous trouvez un énorme trousseau fibreux, c'est le *ligament latéral interne*, situé sous les muscles de la patte d'oie dont vous le séparez aisément avec le manche d'un scalpel, grâce à la bourse séreuse intermédiaire. Vous êtes ainsi amenés à disséquer la face interne.

2° **Face interne.** — Soulevez de la main gauche les trois *tendons de la patte d'oie*, et, en les regardant par la face profonde, il sera facile de les isoler et de les disséquer aux ciseaux. D'ailleurs, le tendon du couturier est plus superficiel et croise les autres à angle plus aigu. Coupez-les à 3 centimètres de leur insertion ; enlevez maintenant l'*aponévrose fémorale :* pour cela, glissez le manche d'un scalpel entre elle et le ligament latéral interne et décollez-la en remontant le plus haut possible; disséquez-la ensuite d'arrière en avant, au-dessus du condyle interne, où du tissu cellulaire lamelleux, lâche, la fixe aux muscles internes de la cuisse ; isolez alors le *grand adducteur* du *vaste interne* et réséquez-le à 2 centimètres.

Enlevez avec soin tous les débris graisseux qui masquent encore le *ligament latéral interne* très visible maintenant. Une fois nettoyé, vous reconnaîtrez que du tubercule du grand adducteur descendent non seuseulement des fibres verticales, mais encore des fibres obliques qui, avec les fibres symétriques venant de la partie inférieure et aboutissant aussi au fibro-cartilage semi-lunaire interne, forment l'*expansion triangulaire postérieure* du ligament latéral interne, comme nous l'avons déjà indiqué. Au-dessous de lui et par transparence, vous apercevez le *tendon antérieur* du *demi-membraneux* qu'il est facile de détacher à l'endroit où il se sépare du tendon direct.

En disséquant avec précaution le tubercule du grand adducteur, vers la partie antérieure, on découvre et isole l'*aileron interne de la rotule*, fibres nacrées qui vont s'épanouir en éventail sur le bord interne et la face antérieure de la rotule. La face interne sera préparée lorsque vous aurez marqué à la pointe du scalpel les limites d'insertion du tendon de la patte d'oie et ruginé les parties visibles du fémur et du tibia du côté interne.

3° **Face externe**. — Débarrassez-vous en la rabattant d'arrière en avant, comme vous l'avez fait à la face interne, de l'aponévrose qui se prolonge en bas sur le péroné et enveloppe en haut le triceps fémoral. Enlevez à la partie inférieure de la préparation, les muscles de la face externe de la jambe *(jambier antérieur*, *extenseur commun des orteils)*, en respectant au-dessous d'eux le *ligament interosseux* dont vous achevez la dissection. Vous retrouvez le tendon d'insertion du biceps crural sur la tête du péroné ; un peu en avant de lui et sur le même plan, vous isolez un gros trousseau fibreux allant du péroné au tibia obliquement en haut en avant, c'est le *ligament péronéo-tibial antérieur*.

Au-dessus, vous pouvez voir ou sentir avec l'index une bandelette fibreuse, tendue et dure, qui s'élève verticalement vers le fémur, c'est le *ligament latéral externe* dont vous devez achever la dissection. Ses fibres d'insertion supérieure sont confondues avec celles du jumeau externe dont vous pouvez achever la préparation, si ce n'est déjà fait. En partant du tubercule du condyle externe, si vous enlevez méthodiquement aux ciseaux les différents plans de clivage aponévrotiques, vous apercevrez quelques minces et rares fibres nacrées, se dirigeant en divergeant vers la rotule, et perpendiculaires au ligament latéral externe ; c'est ce qu'on est convenu d'appeler l'*aileron externe*. Il est beaucoup moins net que l'interne, souvent presque théorique, partant plus difficile à trouver et à préparer. Dans ces cas, coupez aux ciseaux une bandelette triangulaire aponévrotique à sommet postérieur, vous respecterez ainsi sûrement l'aileron.

Achevez de nettoyer la face externe du condyle et de la capsule ; enlevez le tissu cellulaire qui forme une espèce de virole autour du ménisque inter-articulaire externe, en creusant dans l'interligne ; ruginez enfin la face externe du tibia, du péroné et du fémur, après avoir limité à la pointe du scalpel les insertions tendineuses et ligamenteuses.

4° Face antérieure. — Enlevez complètement l'aponévrose que vous avez détachée aux faces interne et externe, en allant toujours d'arrière en avant, de peur de tomber sur un plan de clivage trop profond et d'être ainsi amené à enlever les insertions antérieures des ailerons de la rotule qu'on a parfois tant de mal à préparer.

Nettoyez d'abord à la partie supérieure la masse musculaire volumineuse qui aboutit à un fort tendon autour de la rotule. Il faut se souvenir avant toutes choses qu'à la face profonde de cette masse sont des fibres musculaires s'insérant d'une part au fémur, de l'autre à la synoviale et qui forment le *tenseur de la synoviale*. Ces fibres, parfois très minces, doivent être conservées. Pour ne pas les couper en rabattant le triceps de haut en bas, nous conseillons de fendre au scalpel le droit antérieur transversalement dans son épaisseur et d'en laisser une certaine quantité adhérer au fémur. Vous libérez alors en avant un large éventail, tendineux au centre, musculaire à ses deux ailes, dont vous poursuivez la dissection aussi bas que possible en coupant plutôt dans le tendon pour ne pas crever la mince pellicule qui limite à cet endroit l'énorme cul-de-sac supérieur de la synoviale. Supposant la partie superficielle bien nette, nettoyez-en la partie profonde et isolez en haut le *tendon du droit antérieur* sur une certaine étendue, puis coupez franchement les *vastes externe* et *interne* de façon à laisser de chaque côté du tendon du droit antérieur deux languettes musculaires de 2 centimètres de large. Arrêtez la dissection des deux *vastes* vers l'endroit où ils rencontrent les ailerons de la rotule.

Revenons au *tenseur de la synoviale*. Si vous avez suivi notre conseil, vous avez conservé une masse musculaire beaucoup plus forte que ne l'est véritablement le muscle tenseur lui-même. Réduisez-la aux ciseaux et vous tomberez souvent, au-dessous des fibres du droit antérieur, sur un interstice cellulo-graisseux qui le sépare du vrai tenseur. Supprimez ce paquet cellulo-adipeux et le muscle est préparé. Enlevez ensuite en dedans et en dehors toute la graisse sous-jacente au triceps rabattu en avant et dégagez avec précaution le cul-de-sac supérieur de la synoviale qui est mince et fragile. Enfin, avec la pointe du scalpel, délimitez sur le fémur les insertions de l'aileron interne et ruginez les faces interne et externe du fémur.

Il ne reste plus qu'à achever la préparation du *tendon rotulien* déjà mis à nu. Le long de ses deux bords externe et interne, enlevez à la pince et aux ciseaux la graisse sous-jacente au tendon ; ne craignez pas de creuser à sa face profonde, surtout vers l'interligne articulaire, où le tissu graisseux tranche par sa couleur jaune. Nettoyez bien aussi la face antérieure du plateau tibial sous le ligament rotulien, laissé comme un pont, puis, toujours sous le tendon, remontez vers les condyles, mais avec plus de précaution pour ménager la synoviale qui fait hernie à la partie supérieure. En creusant assez la rainure située entre le tibia et le fémur, vous pourrez deviner, à travers la synoviale, la face antérieure des cartilages semi-lunaires. Entourez d'un trait de scalpel le tubercule antérieur du tibia et ruginez.

Placez enfin des épingles et achevez par quelques coups de ciseaux la toilette des muscles qui en ont besoin ; remplacez le paquet adipeux antérieur que vous avez enlevé par un bloc sphérique de graisse, pris dans un creux de l'aisselle ou un triangle de Scarpa, pour maintenir soulevé le ligament rotulien.

CHAPITRE VII

ARTICULATION TIBIO-TARSIENNE

Amputez la jambe à un travers de main au-dessus du pli de flexion du pied.

§ 1. — Injection

Trois procédés peuvent être employés pour l'injection de l'articulation :

1° Injection par le calcanéum. — Ce procédé est très défectueux, car il faut faire pénétrer la vrille, sur une épaisseur de 6 à 7 centimètres à travers le calcanéum et l'astragale, pour arriver sur la face articulaire du tibia. Pour cela, le pied étant à angle droit avec la jambe, faites sur la plante une incision transversale à 1 centimètre en arrière d'un plan continuant la direction de la jambe par la pointe de la malléole interne. Cette incision, qui passe à 5 centimètres en avant du point extrême de la face postérieure du talon, doit intéresser tous les tissus jusqu'au calcanéum. Faites de même une incision parallèle à la précédente, à 3 centimètres plus avant. Avec un fort scalpel enlevez alors, en rasant l'os, toute la tranche de tissus comprise

Pied Gauche Pied Droit

Coupe frontale, segment antérieur de la coupe.

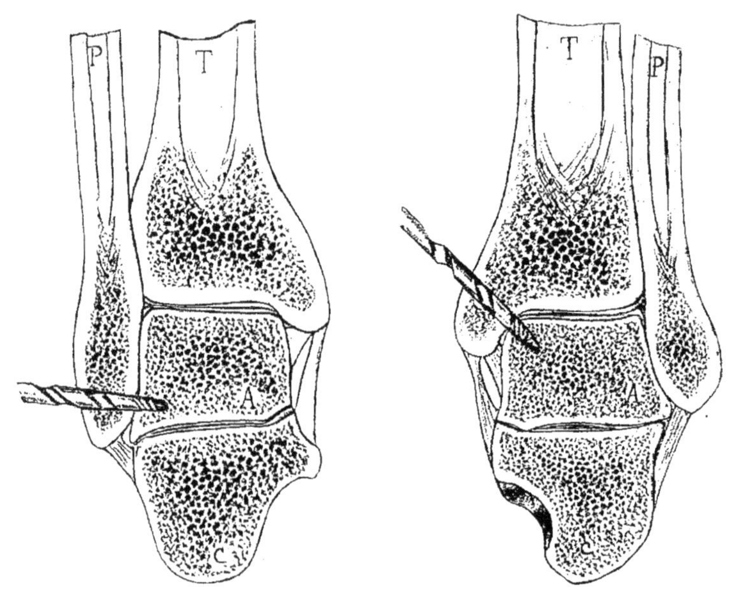

Réduit aux 2/3.

Direction de la vrille dans l'injection par la malléole externe.

LÉGENDE DES FIGURES DE L'ARTICULATION TIBIO-TARSIENNE

1. Tendon d'Achille et plantaire grêle.

Gouttières des tendons du:

2. Jambier postérieur.
3. Fléchisseur propre du pouce.
4. — commun des orteils.
5. Court péronier latéral.
6. Long péronier latéral.

T. Tibia.
P. Péroné.
C. Calcanéum.
4. Ligament interosseux.
5. Synoviale.

Ligaments :

a. Faisceau antérieur du ligament latéral externe.
b. — moyen — —
c. — postérieur — —
d. Ligament latéral interne.
e. — astragalo-calcanéen postérieur.
i. — — externe.
k. — — interosseux.
γ. — péronéo-tibial antérieur.
ε. — — postérieur.

Préparé et dessiné d'après nature par L. Julié.

Laboratoire d'Anatomie de la Faculté de Médecine de Lyon.

entre les deux incisions parallèles; enfin, enfoncez la vrille au milieu de la surface dénudée du calcanéum, en la dirigeant vers le centre de l'articulation tibio-tarsienne. Ce procédé n'est pas à conseiller.

2° **Injection par la malléole externe.** — Celle-ci paraît facile au premier abord, le peu d'épaisseur de la malléole externe permettant d'arriver vite dans l'article; mais le diamètre antéro-postérieur de la tête du péroné est faible et la moindre déviation de la vrille peut la faire éclater. Pour faire cette injection, incisez longitudinalement la peau de la malléole externe en son milieu et faites pénétrer la percerette à 1 centimètre ou 1 cm. 1/2 au-dessus de la pointe de la malléole, presque perpendiculairement à la direction et au plan du péroné. On pénètre dans le corps de l'astragale après un trajet de 1 cm. 1/2 à peu près.

3° **Injection par la malléole interne.** — L'injection par la malléole interne est pour nous le procédé de choix. Cette malléole étant volumineuse, la vrille ne risque pas de la faire éclater. D'ailleurs, en mettant dans un étau la jambe amputée, le tibia seul est bien fixé. Incisez longitudinalement jusqu'à l'os et suivant son milieu la malléole interne ; puis dans cette incision à 2 cm. ou 2 cm. 1/2 de la pointe de cette malléole, pour dépasser en haut les insertions du ligament latéral interne, enfoncez la vrille obliquement de haut en bas, comme si vous vouliez la faire sortir à la pointe de la malléole externe. L'épaisseur à traverser est de près de 2 centimètres et l'on doit arriver soit sur la face supérieure, soit sur la face interne de l'astragale ou enfin sur l'arête formée par la rencontre de ces deux faces. Injectez après avoir placé la canule, en ayant soin de laisser libres les mouvements de flexion et d'extension de l'article.

La capacité de la synoviale est de 15 à 20 centimètres cubes.

§ 2. — Résumé anatomique

L'articulation est garantie par la peau, le tissu cellulaire sous-cutané, des muscles bridés en avant et en arrière par une aponévrose circulaire résistante, *les ligaments annulaires antérieur et postérieur* du tarse.

1° Muscles. — Sur la FACE ANTÉRIEURE, on rencontre de dedans en dehors, le *jambier antérieur* qui devient interne pour aller s'insérer au premier métatarsien, les *extenseurs propre* et *commun* des orteils, le *péronier antérieur* qui devient externe au moment de s'attacher à l'extrémité postérieure du cinquième métatarsien.

A la FACE POSTÉRIEURE sont de dedans en dehors aussi, le *jambier postérieur* (2) qui, après avoir longé la face interne, s'insère à la face inférieure du scaphoïde, le *long fléchisseur commun des orteils* (gouttière 4) et le *fléchisseur propre du gros orteil* (gouttière 3) qui font partie de la face interne par leur trajet.

En dehors les deux *péroniers latéraux* se portent sur la face externe du calcanéum pour se rendre à leurs insertions respectives, le *court* (gouttière 5) à l'apo-

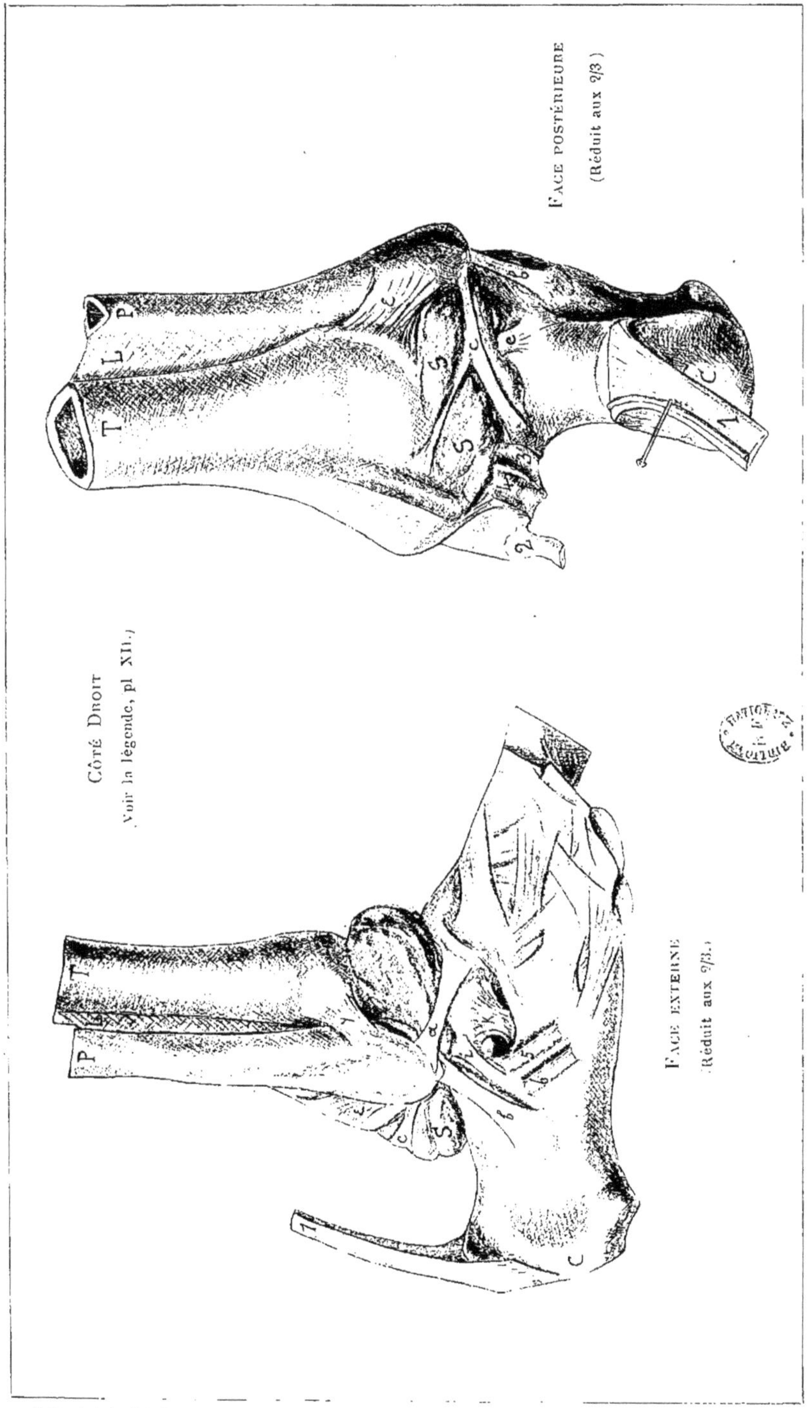

Préparé et dessiné d'après nature
par L. [illegible]

Laboratoire d'Anatomie de la Faculté
de Médecine de Lyon.

physe postérieure du cinquième métatarsien, le *long* (gouttière 6) au premier métatarsien.

Enfin, en arrière, les *tendons d'Achille* et du *plantaire grêle* (1) viennent s'insérer sur la face postérieure du calcanéum (C) dont la partie supérieure est séparée d'eux par une épaisse couche de tissu cellulo-adipeux.

2° Capsule et ligaments. — La capsule articulaire a toujours la forme d'un manchon, mais celui-ci est beaucoup plus lâche en avant et en arrière pour permettre la flexion et l'extension.

a) A la FACE ANTÉRIEURE elle est renforcée entre le tibia (T) et le col de l'astragale par de minces faisceaux fibreux sans direction bien spéciale. Celui qu'on rencontre le plus fréquemment est oblique de dedans en dehors et va de la malléole interne au côté externe de l'astragale.

b) A la PARTIE POSTÉRIEURE, on trouve aussi quelques faisceaux qui brident les hernies de la synoviale distendue par l'injection et qui descendent en suivant un trajet oblique ou vertical du tibia ou du péroné (P) sur la face postérieure de l'astragale.

Enfin, de chaque côté, sont deux ligaments puissants :

c) Au CÔTÉ INTERNE, le *ligament latéral interne (d)* est constitué par deux feuillets superposés. La *couche superficielle* appelée aussi *ligament deltoïdien* à cause de sa forme, s'insère sur le bord inférieur de la malléole interne; elle se déploie ensuite en éventail, envoyant des *fibres antérieures*, obliques en bas et en avant, s'insérer sur le corps de l'astragale à sa partie interne, et sur la face supérieure du scaphoïde ; des *fibres moyennes*, dont les unes s'attachent à la petite apophyse du calcanéum, et les autres se confondent avec le ligament scaphoïdien inférieur ; enfin, des *fibres postérieures*, obliques en bas et en arrière, qui s'attachent à l'astragale. La ligne d'insertion inférieure de cet énorme ligament a 5 ou 6 centimètres.

La *couche profonde* entièrement cachée par la partie superficielle, sauf parfois en arrière, est plus courte, plus résistante, et va de la malléole à l'astragale.

d) Du côté externe, le *ligament latéral externe (a, b, c)* ne ressemble en rien au précédent. Il se compose de trois faisceaux distincts : le *faisceau antérieur* ou *ligament péronéo-astragalien antérieur (a)* qui s'étend comme une bandelette courte et mince du bord antérieur de la malléole externe à la face externe de l'astragale ; le *faisceau moyen* ou *ligament péronéo-calcanéen (b)*, cordon aplati long, de 3 ou 4 centimètres, qui s'insère d'une part sur la partie antérieure du sommet de la malléole interne, dans une fossette spéciale, de l'autre sur la face externe du calcanéum, à un travers de doigt au-dessus et en arrière de son tubercule externe, en suivant un trajet oblique en bas et en arrière ; le *faisceau postérieur* ou *ligament péronéo-astragalien postérieur (c)*, beaucoup plus épais que le faisceau antérieur, qui part d'une fossette spéciale située à la partie profonde de la malléole externe et va se fixer sur la face postérieure de l'astragale, directement en arrière. Ce faisceau se bifurque souvent et donne un faisceau oblique ascendant jusqu'à la face postérieure du tibia.

e) Ligaments accessoires : Outre le *ligament inter-*

CÔTÉ DROIT

Voir la légende Pl. XII

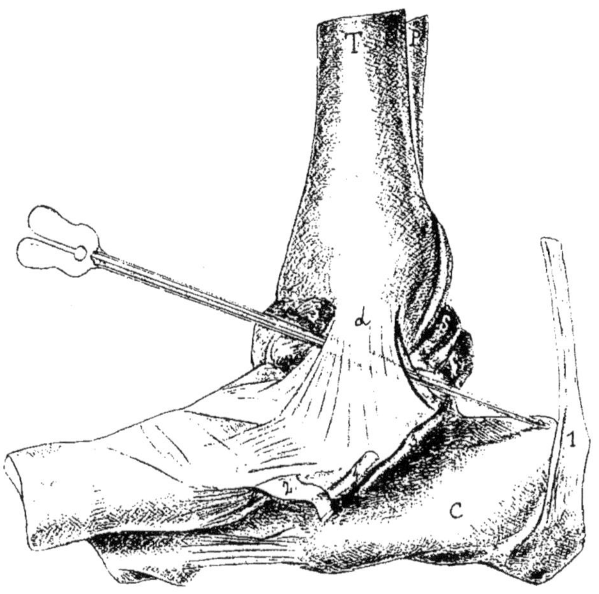

FACE INTERNE

Réduit aux 2/3

Une sonde cannelée sépare le faisceau superficiel du faisceau profond.

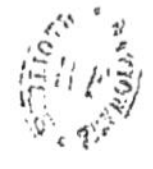

Préparé et dessiné d'après nature
par L. JULLIÉ.

Laboratoire d'Anatomie de la Faculté
de Médecine de Lyon.

osseux, nous avons pour l'*articulation péronéo-tibiale inférieure*, le *ligament antérieur* (γ) oblique de haut en bas et de dedans en dehors, le *ligament postérieur* (ε), oblique de la même façon, mais plus résistant, s'étendant en éventail sur le tibia, de sorte que les fibres les plus inférieures sont presque horizontales ; d'où le nom de *ligament transverse* à lui donné par quelques auteurs.

On peut citer encore, comme ligaments accessoires, les *ligaments calcanéo-astragaliens externe (i), postérieur (e) et interosseux (k).*

La *synoviale* fait en avant une forte saillie formant le cul-de-sac antérieur que des fibres ligamenteuses divisent en deux ou trois bourrelets. Le cul-de-sac postérieur est moins prononcé et forme des saillies plus petites, plus nombreuses et plus irrégulières.

§ 3. — Dissection de l'article

Ici, comme dans la préparation du poignet, on peut conserver tout le pied, ou en conserver une partie plus ou moins considérable. De là trois procédés :

1° Préparation avec le pied entier. — Commencez sur le dos du pied à quatre travers de doigt en avant du pli de flexion, une incision elliptique qui s'incline ensuite vers la plante, du côté du talon, de façon que le bord plantaire de l'ellipse affleure à un travers de main du profil postérieur du talon. Enlevez toute la manchette cutanée supérieure à l'incision avec son tissu cellulo-adipeux et les ligaments annulaires. Rabattez jusqu'à la peau restée adhérente tous les muscles et tendons qui se dirigent en avant, en les coupant en escalier, les plus superficiels étant laissés les plus longs.

2° Préparation après désarticulation médio-tarsienne ou de Chopart. — Elle consiste à ne conserver du pied que l'astragale et le calcanéum, en supprimant l'avant-pied jusqu'au scaphoïde et au cuboïde inclusivement. L'interligne articulaire est transversal. Pour l'ouvrir, faites jusqu'à l'os une incision circulaire autour du pied, immédiatement en arrière du tubercule du scaphoïde, forte éminence osseuse que vous rencontrez avec l'index sur le bord interne du pied, à environ 10 centimètres en avant du profil postérieur du talon. Puis, saisissant l'avant-pied, tordez-le pour le mettre en adduction et en extension forcées ; vous ferez ainsi saillir fortement en haut la tête de l'astragale et l'extrémité antérieure du calcanéum. Plongez le scalpel à plat juste en avant de ces saillies, l'article s'ouvrira et la désarticulation sera aisément achevée.

Dans ce procédé, au moment d'ouvrir l'articulation astragalo-scaphoïdienne, un peu de maladresse peut faire glisser le scalpel au-dessus de la tête de l'astragale et couper le cul-de-sac antérieur de la synoviale. Aussi recommandons-nous plus spécialement le suivant.

3° Préparation après désarticulation tarso-métatarsienne ou de Lisfranc. — Ce procédé supprime les métatarsiens et les orteils seulement. Pour ce faire, sentez en dedans la tête du premier métatarsien, en dehors le tubercule aigu du cinquième, réunissez les deux points par une incision elliptique profonde, jusqu'à l'os, en vous souvenant que le bord externe de l'ellipse commandée par l'interligne articulaire est à 2 centimètres en arrière du bord interne. Ouvrez ensuite par le côté externe, en passant en arrière du tubercule du 5e métatarsien, l'interligne des 5e, 4e et 3e métatarsiens jusqu'au 2e qui vous arrête. En tordant l'avant-pied en dehors, cherchez sur le bord interne, en arrière du 1er métatarsien, l'interligne que vous ouvrez facilement. L'avant-pied tient encore par le ligament interosseux qui unit le 2e métatarsien au 1er cunéiforme. Forcez l'extension du pied et passez le scalpel, le tranchant en bas, dans l'interligne articulaire du 1er et du 2e cunéiforme qui se trouve à 1 centimètre en arrière et perpendiculairement à celui du 1er métatarsien et du 1er cunéiforme ; l'avant-pied est séparé.

Si l'on recule devant ces procédés de désarticulation cependant faciles, on peut scier tout simplement le pied en son milieu et disséquer ensuite. Mais le pied désarticulé à la Lisfranc donne, à notre avis, la plus jolie préparation. C'est une articulation ainsi disséquée qui a servi de modèle pour nos dessins.

Quel que soit le mode adopté, une fois que la peau est enlevée, on doit commencer en *arrière* la dissection de l'articulation.

1° Face postérieure. — Après avoir mis le pied dans un étau, nettoyez complètement la face postérieure du *tendon d'Achille*. A la partie inférieure de ce tendon, près de son insertion au calcanéum, coupez franchement dans le tissu graisseux pour mettre à nu la partie postérieure de l'os. Rabattez vers le bas le tendon d'Achille sans le séparer du mince tendon du *plantaire grêle* accolé à son bord interne. La dissection du tendon devient de plus en plus difficile ; il faut tirer dessus et pousser franchement le scalpel vers l'insertion calcanéenne, jusqu'à ouvrir la bourse séreuse rétro-calcanéenne et à buter contre la face supérieure de l'os. Le tendon d'Achille maintenu en bas par une érigne ou une épingle, et la face postéro-supérieure du calcanéum débarrassée du tissu qui la recouvre, incisez à 1 centimètre en arrière et le long de la malléole interne, l'aponévrose jambière. Incisez de même en arrière de la malléole externe et enlevez la masse de tissu cellulaire et l'aponévrose comprises entre les deux incisions.

Maintenant, glissez l'index dans l'espace interosseux de la préparation et attirez vers le bas la masse musculaire formée par le long fléchisseur propre du gros orteil, le long fléchisseur commun et le jambier postérieur, sans léser les hernies sous-jacentes de la synoviale. Puis débarrassez-vous avec précaution, aux ciseaux, de la graisse qui masque encore la capsule et vous verrez peu à peu, allant de haut en bas et de dehors en dedans, une bande fibreuse blanchâtre ; c'est le *faisceau péronéo-calcanéen postérieur* du *ligament latéral externe.* Quand vous aurez isolé ces deux trousseaux fibreux en partant du péroné, délimitez au scalpel l'insertion postérieure de la synoviale et ruginez les faces postérieures du tibia et du péroné.

Il faut ménager le *ligament interosseux* et plus bas le *ligament postérieur* de *l'articulation péronéo-tibiale inférieure*, facile à isoler à cause de son épaisseur. Ce ligament suit un trajet oblique de haut en bas et de dedans en dehors. Au-dessous du cul-de-sac postérieur de la synoviale, du côté externe, on doit aussi conserver le *ligament calcanéo-astragalien postérieur*, court et épais qui aboutit à la face supérieure du calcanéum. Commencez la dissection des tendons des fléchisseurs en fendant leur gaine aux ciseaux, ce qui nous conduit au côté interne.

2° **Face interne**. — Ici, enlevez le tissu graisseux et les veines superficielles, puis par petits coups, la partie de l'aponévrose qui est au-dessus de la malléole. Après avoir tâté les limites de cette malléole, tracez en profondément le contour dans l'os lui-même avec la pointe du scalpel, ouvrez les gaines des fléchisseurs et enlevez à la rugine le périoste et l'aponévrose ainsi délimités.

Prenez alors successivement les tendons qui viennent de la face postérieure, ouvrez leur gaine aux ciseaux et excisez les volets fibreux ainsi créés. C'est le *jambier postérieur* qui sera suivi le premier jusqu'à son insertion sur la face inférieure du tubercule du scaphoïde et coupé à 2 cm. 1/2. Opérez de même sur le *long fléchisseur propre du gros orteil* et sur le *fléchisseur commun* que l'on enlèvera ensuite complètement, mais ne confondez pas la gaine du fléchisseur propre avec le ligament latéral interne et ne prenez pas pour un tendon le paquet vasculo-nerveux qu'il faut réséquer.

Cela fait, vous apercevez par transparence, immédiatement au-dessous de la malléole interne, des fibres blanches et nacrées disposées en éventail à sommet supérieur. En les disséquant de haut en bas, en avant puis en arrière, on a préparé le *faisceau superficiel du ligament latéral interne* ou *ligament deltoïdien*. On peut suivre l'insertion calcanéenne de ses fibres postérieures jusqu'au bord antérieur de la gouttière du jambier postérieur.

Pour montrer le faisceau profond de ce ligament, soulevez avec une pince le faisceau superficiel, passez dessous une sonde cannelée, et repoussez en outre latéralement le ligament deltoïdien avec le manche d'un scalpel.

Débarrassez la partie postéro-interne de la malléole, du tissu cellulo-graisseux qui peut rester en prenant toujours garde à la synoviale et passez au côté opposé.

3° **Face externe.** — Débarrassez-vous de l'aponévrose déjà entamée qui recouvre les muscles de la face externe de la jambe et vous êtes ainsi amené à ouvrir la gaine d'abord commune, des *péroniers latéraux*. Le *long péronier*, qu'on voit le premier, passe en arrière de la malléole externe, tout contre elle, et recouvre le tendon du *court péronier*, plus profond. Leurs gaines sont bientôt distinctes ; comme au côté interne, ouvrez-les et excisez-les. Vous apercevez alors, à travers une mince aponévrose, un fort tendon, qui tranche par sa blancheur sur les tissus voisins et part de la pointe de la malléole externe pour aller en arrière et en bas ; c'est le *faisceau péronéo-calcanéen ou moyen* du *ligament latéral externe*, qu'il faut nettoyer délicatement.

Au-dessus et en arrière de l'insertion péronière de

ce faisceau, nous trouvons un trousseau ligamenteux plus mince, à trajet postérieur transversal, déjà en partie préparé à la face postérieure; c'est le *faisceau péronéo-astragalien postérieur*. En avant de l'insertion péronière du même faisceau moyen, on voit l'origine d'un petit ligament à direction antérieure, c'est le *faisceau péronéo-astragalien antérieur* que nous achèverons de disséquer tout à l'heure.

A 1 centimètre en avant du faisceau moyen, parallèlement à lui mais plus profondément, dégagez le *ligament calcanéo-astragalien externe* en évitant de crever la synoviale astragalo-calcanéenne qui fait saillie en avant.

4° Face antérieure. — Enlevez l'aponévrose, si ce n'est déjà fait, puis les tendons de l'*extenseur propre du gros orteil*, de l'*extenseur commun*, du *jambier antérieur* qui s'insèrent au delà du moignon conservé, ainsi que le paquet vasculo-nerveux; arrivez le plus vite possible sur la face antéro-externe du tibia, en ménageant le ligament interosseux et la face antérieure de la synoviale qui fait un gros bourrelet au bas du tibia ; enlevez la graisse autour de ce bourrelet qui est quelquefois bridé par des tractus fibreux représentant le *ligament antérieur*.

Délimitez avec la pointe du scalpel, en entamant le périoste, la face antérieure du tibia, mais gardez comme limites, d'une part les insertions de la capsule-articulaire en avant, de l'autre les insertions du *ligament antérieur de l'articulation péronéo-tibiale* visible presque sans dissection, enfin celles du *ligament interosseux* que vous disséquez aux ciseaux; dessinez de même les limites de la malléole péronière et ruginez tout ce qui est inclus dans le tracé du scalpel.

Détachez du calcanéum, à la face antéro-externe, les insertions du *pédieux* que vous supprimez, et entrez, en avant de la malléole externe, dans une cavité profonde, le *sinus du tarse* au fond duquel vous mettrez à nu le *ligament calcanéo-astragalien interosseux*. Juste au-dessus de ce ligament viennent aboutir les fibres nacrées du *faisceau péronéo-astragalien antérieur* du *ligament latéral externe* dont la dissection peut être maintenant achevée.

5° Face inférieure. — Tous les ligaments de l'articulation tibio-tarsienne sont ainsi préparés, il reste à nettoyer le calcanéum. Au-dessous de lui enlevez complètement au scalpel l'énorme masse musculaire qui adhère à la plante et complétez le travail à la rugine en ménageant une partie du court *tendon calcanéo-cunéen*, d'ailleurs très adhérent et difficile à détacher. Ruginez aussi la face externe du calcanéum en évitant les insertions ligamenteuses ou tendineuses qui doivent être conservées, ainsi que les gouttières fibreuses des tendons.

Dégagez aux ciseaux la masse graisseuse et musculaire qui est au-dessous de l'astragale et du scaphoïde et conservez les ligaments de cette articulation pour les disséquer grossièrement; ruginez les faces interne et postéro-supérieure du calcanéum, coupez le *jambier postérieur* à 3 centimètres de son insertion, enfin nettoyez sommairement les articulations du tarse recouvertes par une aponévrose blanche et nacrée que des trousseaux ligamenteux épaississent.

APPENDICE

Nous réunissons ici, quoiqu'ils n'aient aucun lien entre eux, certains artifices de dissection que nous n'avons pas indiqués à chaque articulation, mais ils peuvent être utiles à connaître pour terminer élégamment une préparation.

Comment fera-t-on, par exemple, pour enlever au mieux les petits *paquets adipeux* qui ont pu échapper à la pince, aux ciseaux ou au scalpel ? Nous avons vu des étudiants essayer de les dissoudre à l'éther, au chloroforme ou à l'essence de térébenthine. Le procédé est à rejeter, car, si ces liquides peuvent aider à se débarrasser d'une certaine quantité de graisse, bien minime du reste, ils ne dissolvent pas le tissu conjonctif des pelotons et d'ailleurs ils noircissent et rétractent les tendons et les ligaments.

Pour bien dépouiller un *ligament*, le meilleur moyen est de le frotter vigoureusement dans le sens de ses fibres, avec une compresse un peu rude, pliée en forme de tampon. On peut entraîner ainsi la presque totalité des débris graisseux. Si les ligaments sont teintés en rouge par du sang qui les a souillés, lavez les avec une compresse imbibée d'eau, séchez les ensuite avec un linge et passez dessus, au pinceau, une légère couche d'huile, ou de glycérine pure, ou bien de la glycérine dans laquelle vous aurez mis une petite quantité de poudre de craie ou de blanc d'Espagne.

Vous donnerez du brillant aux *os* bien ruginés, en les frottant avec un linge imbibé de glycérine.

Les *muscles* de la préparation sont-ils trop pâles? Colorez-les avec du sang veineux, laissez sécher et passez au pinceau, par-dessus, une légère couche de glycérine.

Quant à la *synoviale*, si un coup de ciseaux ou de scalpel maladroit est venu y produire une solution de continuité et mettre le suif à découvert, séchez le plus possible la préparation ou du moins la déchirure et appliquez sur cette déchirure une mince couche de collodion, en passant le pinceau d'un trait pour éviter les bulles d'air. Vous voilez ainsi la surface dénudée du suif par une membrane artificielle.

De grandes épingles d'acier, fortes et acérées, pouvant se planter même dans les os, vous serviront enfin à dégager les insertions des muscles pour bien les mettre en évidence, à empêcher les muscles ou tendons de s'affaisser et de couvrir des ligaments ou d'autres insertions musculaires intéressantes à montrer.

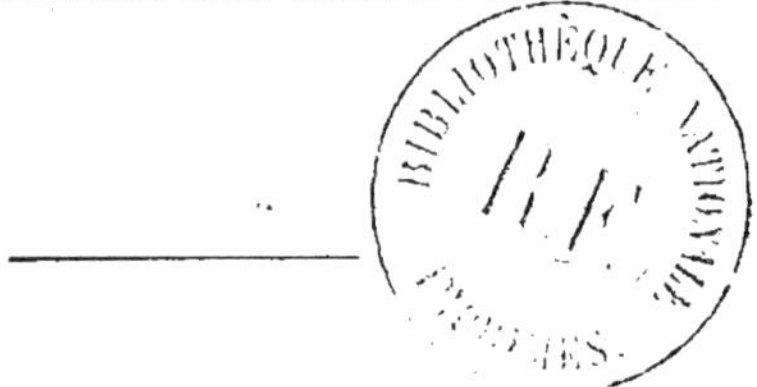

TABLE

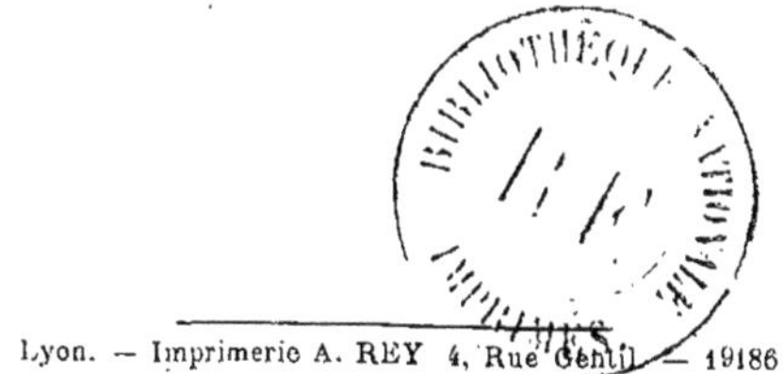

Lyon. — Imprimerie A. REY 4, Rue Gentil — 19186

BIBLIOTHEQUE NATIONALE DE FRANCE
3 7531 03287100 7

www.ingramcontent.com/pod-product-compliance
Ingram Content Group UK Ltd.
Pitfield, Milton Keynes, MK11 3LW, UK
UKHW020316250726
13967UKWH00004B/1749